受益一生的
自我疗愈
心理学

陈晶晶 著

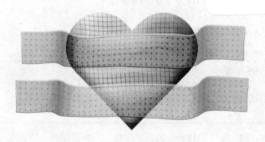

中国纺织出版社

内 容 提 要

我们每个人都存在一定程度的心理问题，完全没有心理问题的人是不存在的，然而，我们的心理和身体一样，有着天生的自愈能力，我们可以掌握一些自我疗愈的方法，来赶走内心的心理垃圾。

《受益一生的自我疗愈心理学》从心理学的角度出发，立足于现代人遇到的各种心理困扰，直击那些迷茫的内心世界，运用平和朴实的语言，引导我们运用自身的力量来进行心理自愈，进而重建健康的生活理念，以最好的状态重归生活。

图书在版编目（CIP）数据

受益一生的自我疗愈心理学／陈晶晶著.—北京：
中国纺织出版社，2018.9（2023.7重印）

ISBN 978-7-5180-5107-6

Ⅰ.①受… Ⅱ.①陈… Ⅲ.①心理健康—通俗读物
Ⅳ.①R395.6-49

中国版本图书馆CIP数据核字（2018）第116713号

责任编辑：闫 星　　特约编辑：王佳新　　责任印制：储志伟

中国纺织出版社出版发行
地址：北京市朝阳区百子湾东里A407号楼　邮政编码：100124
销售电话：010—67004422　传真：010—87155801
http://www.c-textilep.com
E-mail：faxing@c-textilep.com
中国纺织出版社天猫旗舰店
官方微博http://weibo.com/2119887771
北京兰星球彩色印刷有限公司印刷　各地新华书店经销
2018年9月第1版　2023年7月第3次印刷
开本：710×1000　1/16　印张：13
字数：121千字　定价：48.00元

凡购本书，如有缺页、倒页、脱页，由本社图书营销中心调换

前 言

生活中，我们每个人都有个愿望——拥有一个健康的体魄。提到健康问题，或许不少人认为，身体上无病痛就是健康，实则不然，真正的健康是身心统一的健康，新的医学研究也表明，人体健康与患病之间还存在着一个过渡的中间状态，即第三状态——亚健康状态。据此可得知，身体健康，但精神和交往却存在问题，也并非真正的健康。

专业心理人士也指出，生活中的任何一个人，都存在一定程度的心理问题，完全没有心理问题的人是不存在的，的确，现代社会，人们面临的生活和生存压力越来越大，人际关系越来越复杂，现代人的心越来越焦躁不安，在这样的情境下，我们每个人也或多或少地产生了一些心理问题。有人说"人类进入了情绪负重年代"。据统计，中国每年有大约25万人死于自杀，即每10万中国人每年约有22人轻生，估计还有不少于200万人自杀未遂。目前我国中小学生心理障碍患病率在21.6%以上，大学生也在16%以上，这揭示了当前学生们的心理健康存在不良状况，正是由于学生心理的亚健康状态，没有及时得到矫正、疏导，才使他们产生种种不良行为。

越来越多的人开始认识到，我们不仅需要充足的物质生活保障，不仅需要提高生活水平，更需要一份安全感，因此，如何幸福健康地生活，实现和谐人生，不仅是现代人关心的，更是我们每个人心中都渴望

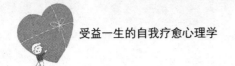
的。因此，关注人类的幸福感、引导人们拭净心灵之窗、远离隐形杀手是每个人追求的目标，也是整个社会的共识。

我们都知道，有问题并不可怕，可怕的是我们不去正视它，甚至任其发展，这才是最可怕的。或许，我们每个人都应开始寻找一个洗涤自己心灵的办法，它能让我们远离浮躁、遏制欲望、豁达为人、抵制诱惑、戒掉抱怨、笑对逆境，能让我们的心灵在繁琐的生活之外找到一个依托，能让我们更好地工作，更好地生活，更好地提高自己，修炼自己。

现在，人们也在努力尝试用各种方法来调节自己的心理，通常，人们往往习惯求助于心理医生或心理咨询机构，然而这并非长远之计。

解铃还须系铃人，心病还须心药医。我们的身心天生拥有自愈能力，我们可以运用自身的本能力量，通过积极的心理暗示的方法进行心理自愈，从身体、精神和心灵上改善自己的境况，找到人生幸福的终极方法。

对此，或许，你需要一位心理自助导师，它能引导你抛开世俗的烦恼、帮你发现并接受最本真的自我。而本书就是这样一位导师，跟着它的脚步走，你会逐步找到自己在尘世中的坐标，让自己的心灵有个归宿。

本书就是从生活、工作、情感、学习等诸多方面入手，针对人们所遇到的每一个问题进行全方位的阐述和建议。阅读完本书后，相信你会有所收获，也能清除掉那些久压在内心的心灵垃圾，那么，无论外在世界发生了什么，我们都能以一颗淡然的心来面对，提升自己的幸福感。

编著者

2018年1月

目 录

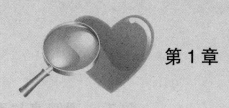

第 1 章

自我检测，找出你的心理问题

现代社会中，我们每个人都要面临生活中的种种压力，和人们的身体一样，不少人的心理也出现了亚健康状态，而患心理疾病的人数也在不断地增加。在这种形势下，我们不得不对个人的心理状况愈加重视。很多人都会问：怎么才能知晓自己是不是有心理问题？其实，我们可以做自我检测，学会自我检测，学会关爱自己，这是为自己的人生负责，也是为了能让自己过得更加的幸福美满，所以无论何时何地，我们都要为自己的心理健康打开一扇窗！

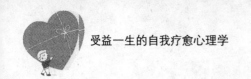
关于心理健康与否的几种心理类型

生活中，我们常常提到这样一个名词——心理健康，近年来，随着人类对健康问题的关注，人们对心理健康也逐渐有了一定的认识和见解，那么，大家对心理健康认识有多少呢？什么样的心理是健康的，什么样的心理是不健康的，你是否了解？下面就为大家介绍几种心理类型：

1.心理烦恼

心理烦恼是指被重大或者持久的心理因素刺激，或伴有不良教育及文化背景，导致出现暂时的情绪烦恼，不过庆幸的是，其本人能识别出烦恼并作出相应的调节，并且身边的人可能没有发现或者发现了完全能够理解并提供有效帮助。

一般来说，只是有心理烦恼的人不会影响他人，其本身也不影响身体任何功能，不会持续影响社会功能，不影响他人。包括日常生活中各种超出正常的情绪烦恼如天灾人祸、生离死别等，如果没有刺激性的社会因素，就不会出现情绪烦恼。这种明显由社会因素引起的心理烦恼，

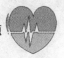

治疗效果好，损害完全可逆，一般能自行缓解。

　　然而，如果本人不能进行调节的话，久而久之，就有可能形成心理问题，而此时，就需要寻求专业人士的帮助了。一般不使用药物治疗，即使需要也是短期的，当然如果当事人有良好的社会支持系统，不一定需要专业帮助。

　　2.心理问题

　　心理问题是指在不良教育或者文化背景影响下，当事人已经有了一定的个性心理偏差，在某一段时间内被某个特定的因素引发，出现暂时或局部的情绪问题，自己可以识别但是难以摆脱，必须需要旁人或者心理医生进行调节，身边人也许能发现，但是发现了只能部分理解，正常人如果处于相同的环境不会出现类似的问题。

　　如果没有刺激性社会因素，也许不会马上出问题，但以后仍然可能出现。会局部轻度影响社会功能，不影响他人，中枢神经系统或许功能性异常、治疗效果较好，损害是可逆的，一般在半年以内可得到缓解，也有可能长期遗留少许症状，这种类型是心理治疗的主要选择，如果配合药物治疗也是辅助手段。

　　3.心理障碍

　　心理障碍是指有明显的个性偏差，伴随一些轻度的心理刺激因素，出现持久的、较大范围的情绪障碍，自己可以识别但是无法摆脱，因此主动求助专业人士，因为普通人无法对其提供帮助，周围的人也发现了其行为的异常，但是并不能理解。

　　如果没有刺激性社会因素，当事人也会出现情绪烦恼。部分影响自

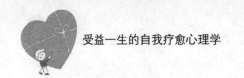

己的社会功能、一般不影响其他人，有中枢神经系统神经递质障碍，治疗效果尚可，部分损害有可能不可逆，但是程度较轻，这种类型可以称为神经症，药物治疗和心理治疗同样重要。

4.心理疾病

心理疾病是指有明显的生物学因素，出现认知、情感和意志行为等心理过程的障碍，精神活动和环境不协调，影响严重、广泛而持久，一般病人自己无法识别和调节，也拒绝治疗，严重影响社会功能，并且会影响他人。普通人可以很容易地识别这种异常，但是非专业的帮助可能无效甚至是有害的。

社会学、心理学因素不是主要原因，和遗传变异、神经生化以及脑结构异常等关系密切。在社会干预下治疗效果尚可，损害基本上是不可逆的，需要长期治疗和社会监护，药物治疗是主要的，心理治疗和社会支持在康复期是有效的，这种类型一般称为精神病。

上述就是对心理的分类，相信能加深你对心理健康认识的深度，当然，这只是初步分类，要对心理健康问题进行更全面深刻的了解，还需要寻求其他途径。

防治心理健康问题，远离隐形杀手

在现代社会，我们每个人，不仅需要生活的安全感，更需要生活的幸福感。在安全感的前提下，如何幸福健康地生活，实现和谐人生不仅是现代人关心的，更是我们每个人心中都渴望的。因此，关注人类的幸福感、引导人们拭净心灵之窗、远离隐形杀手是每个人追求的目标，也是整个社会的共识。

现代医学研究显示：心理和社会因素是决定人的身体是否健康的重要因素，有心理研究对此表明，那些家庭幸福、婚姻美满、人际关系和谐的人，其身体患病的几率明显低于那些内心孤独、缺少幸福感的人。

人类许多生理疾病与生活方式、行为方式有关，而生活方式与行为方式与心理因素密切相关，有时心理因素甚至起主导作用。癌症现在仍是我国城市居民死亡原因之首，因此预防癌症也应关注心理、行为、环境、遗传等诸多方面因素。

人的免疫功能与人的性格有很大的关系，而人的性格是具有可塑性的，与人的生活环境、家庭和社会背景、文化因素、教育环境以及社会环境密切相关，心理专家建议，培养一个人的良好性格应从小开始。

那些热情、开朗且乐于助人的人，一般人际关系更和谐，更易得到别人的帮助和理解，在遇到一些心理应激反应时也能有较强的耐挫性，从而使自己的免疫功能不受伤害。事实上，出于各种原因，我们每个人都会遇到挫折、困难，对此，我们要有科学的世界观、正确的人生观及辩证的思维方法，才能适应客观现实，减轻心理压力，提高免疫力。

国外调查报告显示，C型（性格为内向，抑郁）的人癌症的患病率是外向型的 3~5 倍，可见，随时保持一个好的心情有助于提高身体免疫

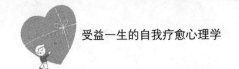

力，防病防癌。我们要想有个好的心情，就要对外界事物有积极乐观的理解，好的情绪状态使大脑及下丘脑等神经系统通过激素、神经肽、神经递质等信息分子，作用于内分泌、旁分泌、神经分泌、自分泌等，影响免疫细胞，使其增强免疫功能，这对防病防癌非常有利。如垂体前叶分泌的多肽物质生长素可使自然杀伤细胞（NK）及巨噬细胞活力增强，免疫细胞生成的白介素（IL）及各类干扰素（IFN）均有杀细菌、抗病毒及排异物作用。1型干扰素可抑制儿童血管瘤和白血病的发生；抑瘤素M可抑制黑色素瘤、肺癌、膀胱癌、乳腺癌、前列腺癌的增生；白血病抑制因子可控制白血病的发生。肝细胞调节因子可抑制肝癌细胞、黑色素瘤细胞及鳞癌细胞的生成；被白介素2激活的NK细胞称LAK细胞，它有明显的杀伤体内各种癌细胞的作用；肿瘤坏死因子（TNF）不但可延缓癌症的发展，还可减少毒素及败血症的发生。

另外，从心理角度看，我们也有必要学会自我调节，因为心理健康问题乃至心理疾病都危害多多：

1.伤及自己

有心理问题乃至心理疾病的人可能会选择自残甚至自杀的方式伤害自己，而自杀是危害最大的自残方式。据临床调查，自杀率最高的精神心理疾病是抑郁症，自杀危险高于一般人的25～50倍；其次是精神分裂症，在死亡的精神分裂患者中约占13%。

2.祸及他人

当精神心理疾病患者出现危险行为攻击他人时，被攻击者在毫无防备的情况下，往往会造成身体或心理上不同程度的伤害，而被攻击者往

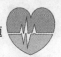

往是患者周围的人。

3.殃及家庭

精神心理疾病不仅会因病态行为给家人造成身体乃至生命上的伤害，还会造成家庭经济负担及家人生活质量的下降、精神负担加重等情况，尤其对未成年人的心理发育有极大的负面影响。

4.危及社会

有的精神心理疾病患者难以走出心理误区，偏执记恨于政府、社会，有的甚至采取过激行为，给社会造成不良影响。

的确，经济的发展，工作的压力，竞争的激烈，生活节奏的加快是现代都市人的生活特征，心情不好要找适当的方式进行宣泄，工作累了便停下脚步歇一歇，让紧张的大脑放松，或者朋友相聚进行心情交流，这样，你的心理会充满阳光，每天会有一个好心情。

人类心理不健康之种种表现

随着社会的发展，人们的生活节奏日益加快，竞争越来越激烈，人际关系也变得越来越复杂，随之而来的一系列问题也常常使人们处于失衡状态，导致个人的亚健康情绪及亚健康心理的积累，以至于有人说："人类进入了情绪负重年代"，那么，心理不健康有哪些表现呢？

心理健康的标准是相对的，基本符合标准的，即谓心理健康。然而，在心理健康与疾病之间，有一个"中间地带"——心理缺陷人群，

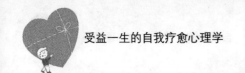

这类人通常有这样或者那样的心理不健康的表现，但并不是心理疾病，对此，我们称之为"心理缺陷"。

所谓心理缺陷，是指当事人自身无法像正常人一样具备心理调节和适应这一心理平衡的能力，其心理特点已经明显偏离心理健康的标准，但还尚未达到心理疾病的程度。心理缺陷的后果是社会适应不良，在现实生活和心理卫生实际工作中最常见的心理缺陷是性格缺陷和情感缺陷。

1.性格缺陷

常见的性格缺陷有下列几种：

情绪常处于不愉快状态：抗压能力差、缺乏克服困难的勇气、易诱发心理疾病。

偏执性格：敏感、多疑、固执，嫉妒心强，考虑问题常以自我为中心，遇事有责备他人的倾向。这种心理缺陷如不注意纠正，可以发展为偏执性精神病。

分裂性格：性格内向，内心孤独、对人冷漠，社会适应和人际关系很差，喜欢独自活动。此种心理缺陷易发展为精神分裂症。

无力性格：易疲倦，常感到精力不足、体力不支，常述说躯体不适，有疑病倾向。

不适应性格：对于新环境的适应能力差，人际关系差，判断和辨别能力不足。在不良的社会环境影响之下，容易发生不良行为。

爆发性格：平时性格黏滞，不灵活，遇到微小的刺激即引起爆发性愤怒或激动。

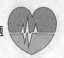

强迫性格：强迫追求自我安全感和躯体健康，有程度不同的强迫观念和强迫行为。强迫性格的人易发展为强迫症。

攻击性格：性格外向、好斗，情绪高度不稳定，容易兴奋、冲动。往往对人、对社会表现出敌意和攻击行为。

癔症性格：心理发展不成熟，常以自我为中心，感情丰富而不深刻，热情有余，稳定不足，容易接受暗示，好表现自己。这种性格的人，容易发展为癔病。

2.情感缺陷

常见的情感缺陷有下列几种：

焦虑状态：对待周围的事物、人际关系等表现出紧张和忧虑的情绪、自寻烦恼、杞人忧天，当事人并没有轻生意识，反而具有强烈的生存欲望，但是对自己的健康和疾病忧心忡忡；情绪经常处于忧郁、沮丧、悲哀、苦闷状态，常有长吁短叹和哭泣表现。

疑病状态：总认为自己身体有病，求医心切。

躁狂状态：活跃、好动、兴奋、动作多，交际频繁，声音高亢，有强烈的欢快感。这种状态易发展为躁狂症。

激情状态：经常呈现出激情状态，应视为心理缺陷。

淡漠状态：对外界客观事物和自身状况漠不关心，无动于衷。在人际关系方面表现为孤独、不合群。

幼稚状态：心理年龄明显落后于实际年龄，情绪幼稚化，表现出"老小孩"式情感。

反常状态：情感反常，不协调，甚至出现矛盾的情感状态。

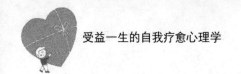

3.变态心理

变态心理是指人的心理与行为的异常，亦称病态心理。这里的心理是指感知、记忆、思维、情感、意志、能力、性格等各种心理现象的综合表现；行为则指人的各种活动，不仅包括那些能够被人观察或测量的外显活动，也包括那些间接推知的内隐活动。变态心理表现为个体心理变态的主要标志是心理障碍，心理障碍是各种不同的心理和行为失常的总称，变态心理不只限于精神病人的心理变态，也指个体心理现象的异常。

智力落后：智力水平与思维活动明显低于正常人，表现出学习和社会适应能力缺陷。

人格障碍：人格明显偏离正常轨道，并表现出适应不良的行为障碍，例如酒瘾、反社会行为等。

精神疾病：是一种严重的心理变态，已失去对客观现实的理解或对外界的接触能力，例如精神分裂症。

缺陷心理障碍：指大脑或躯体缺陷而引起的心理障碍，例如，大脑发育不全所导致的心理障碍，聋哑盲人的心理障碍等。

心身障碍：由社会心理因素而引起的躯体障碍，例如，高血压病等。

特殊条件下的心理障碍：在催眠、暗示、气功、某些药物作用下而出现的心理障碍。

因此，生活中的人们，如果你有以上几点中的一点或者几点表现，那么，你可能已经心理不健康了，也需要认真对待，在自我调节无效的情况下，有必要求寻求医生的帮助。

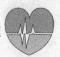

心理疾病的几种分类

心理疾病是很普遍的，只不过存在着程度的区别而已，而且现代文明的发展使人类愈发脱离其自然属性，污染、生活快节奏、紧张、信息量空前巨大、社会关系复杂、作息方式变化、消费取向差异、在公平的理念下不公平的事实拉大、溺爱等，都使心理疾病逐渐增多并恶化。心理疾病种类很多，表现各异，而且有可能出现更多的以前都没有注意到，或已经合理化的（不认为是心理疾病）心理疾病，随着时代变化新发现的心理疾病也不少。

我们从严重程度上将心理疾病进行划分，主要为：感觉障碍、知觉障碍、注意障碍、记忆障碍、思维障碍、情感障碍、意志障碍、行为障碍、意识障碍、智力障碍、人格障碍等。

接下来，我们针对患者的年龄阶段进行划分，可分为：

1.儿童常见心理疾病

多动症、自闭症、夜尿症、习惯性尿裤、屎裤（儿童遗便症）、精神发育迟滞、口吃、偏食、咬指甲、异食癖、言语技能发育障碍、学习技能发育障碍、儿童抽动症、拔毛癖、儿童退缩行为、Asperger综合征、Heller综合征（婴儿痴呆）、Rett综合征、品行障碍、儿童选择性缄默，以及一些具有儿童特点的儿童性别偏差（包括儿童异装癖）、儿童精神分裂症、儿童恐怖症、儿童情绪障碍（如焦虑症、抑郁症）等。

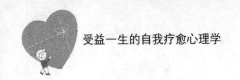

2.青少年常见心理疾病

大学生常见的心理障碍、网络综合征、学习逃避症、癔病、强迫性神经症、师生恋（单相思）、考试综合征、严格管束引发的反抗性焦虑症、恐怖症、恋爱挫折综合征等。

3.成年人常见心理问题

工作适应：过度成就压力、物质金钱关系不当（如致富后的空虚症、吝啬癖等）。

性心理疾病：自恋癖、恋物癖、阳痿、早泄、过度手淫、花痴（色情狂）、露阴癖、窥阴癖、窥淫癖、异装癖、性厌恶等。

针对中老年的：更年期综合征、痴呆、阿尔采默氏病、更年期精神病、老年期谵妄、退离休综合征。

职业性心理疾病：教师的精神障碍、单调作业产生的心理障碍、噪音和心理疾病、夜班和心理问题、高温作业的神经心理影响。

除此之外，可按照疾病的性质和发生原因划分：

不良习惯及嗜好：偷窃癖、纵火狂、神经性呕吐、物质依赖、洁癖。

神经症：神经衰弱、焦虑症、疑病性神经症（疑病症）、癔病（癔症）、强迫性神经症、恐怖性神经症、抑郁性神经症。

生理心理疾病

躯体形式障碍：经前综合征、肠胃神经症、躯体化障碍、疑病性神经症（疑病症）、心脏神经症、肥胖症、神经性厌食症。

脑器质性精神障碍：阿尔采默氏病、急性脑血管病所致精神障碍、多发梗死性痴呆、皮质下血管病所致精神障碍、皮质和皮质下混合性血管病所致精神障碍、Huntington病所致精神障碍、肝豆状核变性（Wilson氏病）所致精神障碍、麻痹性痴呆（大脑神经梅毒所致精神障碍）病毒性脑炎所致精神障碍、脑囊虫病所致精神障碍、颅脑损伤所致精神障碍、颅内肿瘤所致精神障碍、癫痫性精神障碍。

症状性（器质性）精神病：生理疾病和心理的关系、传染病和心理疾病、药物引起的精神障碍、酒精中毒、中毒性精神障碍、肝脑综合征、肺脑综合征、尿毒症所致精神障碍、甲状旁腺功能减退所致精神障碍、甲状腺功能亢进所致精神障碍、营养代谢疾病所致精神障碍、风湿性感染所致精神障碍、伤寒所致精神障碍、系统性红斑狼疮所致精神障碍。

心理生理障碍

心因性心理（精神）障碍：适应性障碍、反应性精神病、感应性精神病、气功所致精神障碍（气功偏差）、恐缩症（缩阴症）、迷信引起的精神障碍、忧郁症、病态怀旧心理。

人格障碍

精神病和精神障碍：精神分裂症、常用抗精神病药物。

心境障碍：躁狂症、抑郁症。

偏执性精神病：医源性精神病、旅途精神病。

周期性精神病：因为家庭因素或者变故引起的精神障碍，比如丧偶综合征。

的确，随着社会发展和生活节奏的加快，人们的心理压力和心理不

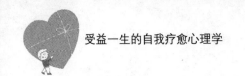

良状态会越来越突出，我们每个人都要学会心理自愈术，轻松地生活并面对现实，当然，在自我调节无果的情况下，最好还是寻求心理医生的帮助。

学会自我疗愈，走出心理牢笼

我们都知道，人的心灵也和身体一样，具有一定的承受负荷的能力，一旦超过了承受能力，就会造成心灵的创伤。此时，人的心理状态和精神面貌都会产生消极的影响，在我们的生活中，这样的情况随处可见。

美国心理学家协会经过研究和分析后得出一点，人们可以通过自我心理自我治疗的方法来清除心理阴影。

我们来看看陈娟女士的故事：

陈娟今年36岁了，还带着一个5岁的儿子天天。1年前，儿子4岁的时候，她和老公离了婚。离婚之后，陈娟的心情特别差，如果不是为了儿子，她甚至一度想到自杀。当初，陈娟之所以和老公离婚，是因为老公在外面有了第三者。因此，陈娟对这件事情久久不能释怀，即便是离婚之后，只要想起这件事情，她就想歇斯底里地发泄一番。的确，对于任何一个女人而言，都很难容忍自己的老公出轨，为此，陈娟变得越来越抑郁、暴躁。离婚一年多之后，曾经有很多人给陈娟介绍过对象，但是，陈娟觉得自己离婚了，还带着个孩子，所以根本不可能找到真心

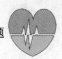

爱自己的人。就像当初，她和老公也是自由恋爱的，感情非常好，但是现在却以这种结局收场，所以，陈娟对婚姻失去了信心，也对自己失去了信心。她一个人带着孩子艰难地生活，每到夜深人静的时候，想起往事，陈娟总是心如刀绞。

转眼之间，又过了两年。一个偶然的机会，陈娟认识了吴凯，吴凯比陈娟小两岁，一直单身，吴凯很喜欢天天，每到周末的时候，就会主动要求带天天出去玩。和妈妈在一起生活久了，天天刚开始的时候很胆小，但是自从和吴凯出去玩之后，变得越来越开朗、自信了。其实，陈娟知道吴凯的心思，不过，陈娟还是很害怕，她不相信吴凯是真心接受天天的，更不相信吴凯是真心喜欢自己的。即使是真心的，她也不相信吴凯这是考虑成熟后的决定，而认为吴凯所做的一切只是一时冲动。虽然陈娟表面上很平静，但是内心却很痛苦，她一直在挣扎，不知道自己到底是应该接受吴凯，还是不接受。后来，陈娟开始阅读一些心理学书籍，开始寻找心理自愈的方法。

一次，忙碌之余，她按照书上介绍的方法开始进行自我暗示："你想象一下，在某个周末的下午，阳光很温暖，吴凯带着你和天天，开车来到野外，你的身后是一片草地，你们在草地上玩耍、嬉戏，吴凯为你和天天拍照……"想到这里，陈娟的嘴角流露出一丝微笑。

陈娟明白，自己内心是喜欢吴凯的。

后来，陈娟将自己的经历告诉了闺蜜刘阳，刘阳对她说："我想，你应该承认，你对吴凯是有好感的不是吗？"陈娟不好意思地点了点头。

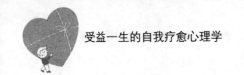
刘阳继续说："其实，你的心结在于你不相信有人会真的爱上一个离婚的而且还带着孩子的女人。"陈娟又沉默地点了点头。

"你应该对自己有信心，即使你离婚了，还带着孩子，而且还遭遇过一个男人的背叛，但是这并不意味着你不能开始一段新的感情，也并不意味着世界上没有地久天长的爱情。实际上，不是别人接受不了你，而是你自己没有接受自己，你太介意离婚的经历了，所以你才会觉得每个人都介意。而真相是，爱情是这个世界上最神奇的东西，很多时候，真爱能够摒弃一切世俗的观念。你要相信，如果一个人爱你，他爱的就是现在的你，虽然离过婚，还做了母亲，但是你有小姑娘所没有的成熟，而且历经沧桑之后，你必然更懂感情。只要你自己从心底里接受了自己，你就不会再感到犹豫和纠结了。"听了刘阳的疏导，陈娟解开了心结，决定重新面对生活和爱情，也决定和吴凯正式地相处一段时间。让她想不到的是，她刚从心底里放下了自己之前的经历，就感到非常轻松。甚至和吴凯在一起，她找到了初恋的感觉。

正如故事中的陈娟的闺蜜刘阳所说的那样，很多时候，自己是自己最大的障碍。故事中的陈娟，之所以那么痛苦和纠结，就是因为没有接受自己过往的经历，并且因此而耿耿于怀，在进行了自我调节后，她解开了心结。

其实，很多时候，一个人不能以正确的心态去面对生活，不能心平气和，是因为他们存在某种心理阴影。荣格曾经提出过，你到底是想做一个完整的人，还是想做一个好人？无疑，在这个世界上根本就没有十全十美的人，因此，每个人身上都有连自己都不愿意触碰的阴暗面，是

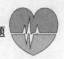

的，就是这样，不仅亲人朋友不愿意接受，连我们自己也不想面对。那么，我们该如何挖掘并且赶走这些心理阴影呢？

心理学家的建议是，我们每个人都可以当自己的心理医生，运用自我疗愈法，能使人处于完全放松的状态，能让人卸下伪装、袒露自己的心声，也能让人正视自己的心理阴影，从而逐渐摆脱和克服它。

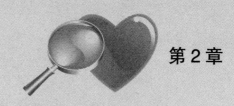

第 2 章

掌握心理自愈疗法，做自己最好的心理医生

　　心理学家称，我们的意识决定了我们的行为、心态和语言等，而我们是可以决定自己的潜意识的，关键就是要控制自己的思想。你在想什么，要变成一个怎样的人，都是由你的思想决定的，所以对于心理健康问题，我们也可以做自己的心理医生，只需要你掌握心理自我疗愈的方法，你就能把自己历练成一个快乐、阳光、积极、坚强的人。

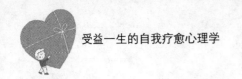
让人劳累的是心头的重负

人生苦短，有喜就有悲，正如天气有晴有阴一样，阳光不会一直照耀着我们。正如旅途一样，生命之旅也不会一帆风顺，总会有羁绊出现。那些羁绊、那些不如意，难免会使我们的心头产生重负，但如果我们在人生的路上，一直放不下，那么，我们的世界将充满灰暗，我们也会感到身心俱疲。事实上，无论过去发生了什么，我们都要宽待自己，都要做到不念过去，朝前看，只有这样，我们的旅途才会充满阳光。

的确，一个人生活的快乐与否，完全决定于个人对人、事、物的看法如何，因为，生活是由思想造成的。如果我们能积极向前，想的都是欢乐的念头，我们就能欢乐；如果我们想的都是悲伤的事情，我们就会悲伤。的确，人生在世，快乐地活着是一生，忧郁地过也是一生，是选择快乐还是忧郁？这完全取决于做人的心态，正确的做法就是不断地培养自己乐观的心态，远离悲观，这既是一种生活艺术，又是一种养生之道。

我们再看下面一个故事：

从前，在一座古寺庙里，有一位德高望重的老禅师叫法正，他所在的寺庙常年香客络绎不绝，因为大家都前来找他答疑解惑，或者拜他为师。

一天，古寺里来了几十个人，这些人面露愁容，他们告诉老禅师自己活得很辛苦很痛苦，希望禅师能给他们指点迷津，摆脱痛苦。

法正禅师听说他们的痛苦后，笑着对他们说："我屋里有一堆铁饼，你们把自己所仇恨的人的名字一一写在纸条上，然后一个名字贴在一个铁饼上，最后再将那些铁饼全都背起来！"大家虽然不明就理，但都按照法正禅师说的去做了。

于是那些仇恨少的人就背上了几块铁饼，而那些仇恨多的人则背起了十几块，甚至几十块铁饼。

一块铁饼有1公斤重，背着几块铁饼的人，背上就只有几公斤重，而那些仇恨重的人，身上则有几十斤重，这些人背着铁饼，难受至极，不到一会儿，就大喊受不了："禅师，能让我放下铁饼来歇一歇吗？"法正禅师说："你们感到很难受，是吧！你们背的岂止是铁饼，那是你们的仇恨，你们的仇恨可曾放下过？"大家不由地抱怨起来，私下小声说："我们是来请他帮我们消除痛苦的，可他却让我们如此受罪，还说是什么有德的禅师呢，我看也就不过如此！"

法正禅师虽然人老了，但是耳聪目明，他听到了，一点也不生气，反而微笑着对大家说："我让你们背铁饼，你们就对我仇恨起来了，可见你们的仇恨之心不小呀！你们越是恨我，我就越是要你们背！"有人高声叫起来："我看你是在想法子整我们，我不背了！"那个人说着当真就将身上的铁饼放下了，接着又有人将铁饼放下了，法正禅师见了，只笑不语。终于大部分人都撑不住了，一个个悄悄地将身上的铁饼取些出来扔了。法正禅师见了说："你们大家都感到无比难受了，都放下吧！"大家一听立即就将铁饼放了下来，然后坐在地上休息。

法正禅师笑着说："现在，是不是觉得轻松多了？其实，你们的仇恨就好像那些铁饼一样，你们一直把它背负着，因此就感到自己很难受很痛苦。如果你们像放下铁饼一样放弃自己的仇恨，你们也就会如释重负，不再痛苦了！"大家听了不由地相视一笑，各自吐了一口气。

法正禅师接着说道："这些铁饼，你们才背了一会儿就感到难受至极，那么，如果背一辈子呢，怎么受得了，而现在，你们心中还有仇恨吗？"大家笑着说："没有了！你这办法真好，让我们不敢也不愿再在心里存半点仇恨了！"

在我们的生活中，不少人都把曾经的仇恨、悲伤、嫉妒等各种情绪放在心上，但这些负面情绪，正是让我们劳累的重负，如果你不愿意放下，那么，就是跟自己过去，就是让自己受罪。如果你心头有重负，不妨放下吧，你会发现，你就像卸下了一块大石头一样。

其实，我们每个人都有过去，甚至大多数时候，这些过去是悲伤的，只不过有的人愈合的天衣无缝，有的人留下累累疤痕，有的人在小小的刺激下，就面目全非，我们可以受伤，我们可以流血，但我们要在最短的时间内医治好自己的伤口，尽可能整旧如新，没有幸福，谁也别想留住健康。

尘世之间，变数太多，事情一旦发生，就绝非一个人的心境所能改变。伤神无济于事，郁闷无济于事，只有学会调整自己的心态，才是最好的选择，我们每个人都要学会做自己的心理医生，学会将心头的重负卸下来，只有这样，才能找到快乐，获得幸福。

找出痛苦的症结，保持心理健康

研究发现，很多有精神问题的患者患病是有一个过程的，他们的潜意识中长期存在一些被压抑的情绪体验，或者曾经受到过某种心灵的创伤，并且，这些焦虑症状早以其他形式体现出来，只是患者本人没有对自己的情况引起重视。

精神分析学创始人、著名心理学家弗洛伊德曾说过这样一句话："人们所有的心理疾病其实全部是来源于被压抑的本能欲望或者错误转换在潜意识中形成的一种错误的暗示。"那么，如何删除错误的暗示呢？这就需要我们学会心理自我疗愈。

为此，在自我疗愈的过程中，我们建议，要保持心理健康，首先要找到心中痛苦的症结。

天天是一名品学兼优的学生，他马上就要硕士毕业了，但一直以来，他的心里都有解不开的结，他很不合群，总是莫名其妙地悲伤，他也不知道什么原因。最近，他在网上无意间发现，原来催眠是一项神奇的技术，也许可以帮助到自己。

于是，这天，他找到了催眠师，在催眠师的引导下，他进入了催眠状态，并道明了自己心中的苦楚。原来事情是这样的："其实，以前我

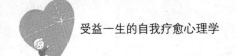

的人际关系很好，即使现在，其实大家也不讨厌我，我一直比较乐观阳光，只是有一件事，我很痛苦，就是自己是乙肝病毒携带者，自卑过，担心自己即使念到硕士，也还是找不到工作，我是从山沟里走出来的，怕父母失望。这病是我经过的最痛苦的事情了。"

原来事情是这样的，在利用催眠法找到了天天的症结之后，等天天从睡梦状态清醒后，催眠师说："其实，天天，你知道吗，和另一件事比，这根本不算什么，前些天，我就知道在你们学校，有个男孩出车祸了，一夜之间成了残疾人，其实，你比他幸福得多。不过我很荣幸，今天你能把这些话都告诉我。你可以多去孤儿院、敬老院看看，去感受真实的世界的生活，半个月以后，你再来找我。"

按照催眠师的话，半个月以后的天天又来到了催眠室，但是此时的他好像完全变了一个人似的，精神状态好很多了，他还告诉催眠师，原来这个世界上比他悲惨的人太多了，自己的事根本不值一提，最近，他已经提前和一家外企签约了，新生活很快就要来了。

这则故事中，催眠师通过催眠方法找到了天天痛苦心理的根源，然后再进行心理疏导，进而让他摆脱了痛苦的心理。

心理学家指出，心理催眠能放松人的身心，让人进入到无意识状态，求助者能把自己的身心完全交给催眠师，把催眠师当成最信任的人，进而愿意将心底所有的秘密都告诉催眠师，并愿意接受催眠师的意见和指导。

事实上，很多数据和事实一再说明了这样一个令人感到遗憾和痛心的现象：有心理障碍甚至是心理疾病的人，并最终想不开的人，大多数都是从来没有寻求过心理帮助的人。我们发现，在现实生活中，一些人之所以选择了轻生的道路，就是因为他们有过多的心理压力而又不选择倾诉。现实中多数人还是回避自己的心理问题，不去勇敢地正视和面对它，没有积极地进行规范治疗，结果导致悲剧事件屡屡发生。

因此，生活中的我们，一旦发现自己有焦虑情绪，就应该学会心理自愈，学会自我调节、自我调整，把意识深层中引起焦虑和痛苦的事情发掘出来，必要时可以采取合适的发泄方法，将痛苦和焦虑的根源尽情地发泄出来，经过发泄之后症状可得到明显减缓。

弗洛伊德曾说，人都是有人格的，人们现实生活中的人格是"转换模式的集成"，人也都是有本我的，一个人的本身代表着的就是本能欲望，我们要根治心理疾病，是不能消除欲望的，在这样的情况下，我们也就只能删除人的转换模式了，然后，我们就能重新塑造出的一个人的人格，也可以说，重塑人格是解决所有问题的关键，只有做到这一点，一个人才会否定从前的自己，肯定现在的自己，才能重新为人。

因此，我们要获得心理上的健康，就要找到心理问题的症结，方法有很多，我们可以进行自我暗示，可以自我催眠，可以回忆，但无论如何，作为我们自身，要想塑造全新的自我，就要愿意改变并真正做出实际努力，这样，每个人的心理问题都是可以被治愈的。

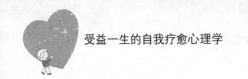

心向光明，必能走出黑暗

有句名言说得好："即便有第一千次的跌倒，也要有第一千零一次的爬起来。"人生百年，总会遇到些坎坷，就如同哲学上的否定之否定定律一样，人生就是在困难——战胜困难——又一困难——再次战胜困难的循环中度过的，是一个波浪式的前进。我们人生如意时就处在波峰，不如意时就处在波谷，但总体上是平衡的。俗话说，人生不如意十有八九，前人都如此，我们也难以逃脱这一规律。

心理学家告诉我们：不管生活多么艰难，不管人生遭遇多少悲伤，不管我们面临多少困难，都要相信自己、相信明天，因为太阳依旧会在相同的地方升起，阳光依旧会照耀在我们身上，等待我们的依然是最明媚的一天！

所以当艰难困苦、悲伤难过等各种不如意来临时，我们不能被打败，要抬起头才能看到希望。就如同我们走进黑暗的隧道时，周围一片漆黑，倘若我们只是低着头，就可能永远止步不前，在黑暗中伤春悲秋，而只要我们肯抬起头向前看，就能看到隧道出口的那片光明，向着光明走，我们就能走出黑暗。

只要有希望，生活就不会给你绝望，没有什么事发生了都是必然的绝望。唐山地震中，许多家庭遭遇了不幸，很多孤儿失去了家人都坚强地挺了过来，更何况成人呢？民国时期有一位哲人说过：生命的意义就在于活着。我们每天都在不断地寻找、不断地向自己发问：我们活着的意义是什么？可是谁能想到就是这样一句简单的话——活着就是为了

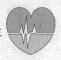

活着。

在第二次世界大战期间，德国的纳粹集中营里羁押了成千上万无辜的犹太人，只因为那狂妄自大的大民族主义，使这些犹太人遭遇了巨大的不幸。当时有一个青年人，名叫维克多·弗兰克，他原本正在攻读精神病学博士，可是却因为被查出有犹太血统而被迫中断学业还被关进了德国纳粹集中营。在那个黑暗拥挤的集中营里，维克多每天都能亲眼目睹许多人因为不能接受现状而发疯甚至是自杀。一开始，就连专攻精神病学的他也难以忍受这种凄惨遭遇，可是后来他一再提醒自己要清醒要坚强，他让自己不要去想这些眼前令人恐惧的事情，而是让自己闭上眼睛去回忆以前的各种美好时光：想自己有着湖蓝色漂亮眼睛的女友，想和自己的家人曾经度过的周末，想母亲做的美味的饭菜，同时他除了回忆还继续幻想自己出狱后通向光明的生活：他幻想自己是怎样把学业完成，是怎样和女友举行婚礼，然后他们拥有了一个怎样美好的小家庭，想自己可能会创下一番成功的事业……他在被关押的时候一直靠着这些美好的信念支撑着自己，只要一想到出狱后的日子，他不仅会忘了自己正身处险境，反而还能露出笑脸。

就这样，他一直坚持到德军被打败，当他被美国大兵救出集中营时，终于等到了自己幻想的这一天，他的脸上充满胜利的微笑，相比其他幸存的人，维克多的精神更加充沛，眼神更加明亮。当他被送回故乡时，他的朋友都不敢相信，在那样一个地狱般的地方，维克多竟然能坚强地活下来，而且精神上依然正常并且积极向上，他们都赞叹维克多是一个能够创造奇迹的人。

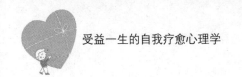

在最艰难的时候，维克多没有放弃自己，没有放弃生命，并且继续使生命美好，他的成功在于他能够及时调整自己的心情，在多数人都悲观失望的时候，他重新提起了精神，要与艰难困苦对抗到底，所以他坚持着，坚持着走出了那个充满罪恶的地方。

人要一往无前地生存下去，就要有活着的动力，这动力就是自己给自己的生存希望。心理学上讲，人本身就像一个大的加工厂，你把什么心情放进去，就能加工出什么样的人生。由此可见，时刻保持一份好心情是很重要的，不管是对身体本身还是对自己的人生，只要能让心情时刻愉悦，做什么事都能有动力，生活也就有希望，不论遭受到怎样的伤痛，我们都能击败困难，继续向前。

心理自愈是保持身心健康所必需的

我们都知道，现代社会，越来越多的人出现了心理上的亚健康状态，为此，近年来，越来越多的人开始接触并学习自我心理治疗。并且，中国人也常说，防患于未然，任何事都要居安思危，也就是说，最好在问题发生前就找到预防措施，这是解决问题的根本方法。这就好比婴儿在刚出生时会进行很多种疫苗的注射，因为父母知道，与其花很多钱去治病，还不如做好疾病防范工作。然而，让现代社会的人们感到困扰的绝非只是生理上的疾病，还有很多心理问题。

生活中，我们每个人每天都要为生计奔波，都要面临繁重的工作压力，我们常常需要周旋于各种应酬场合中，我们会感到压力大、身心俱疲，我们很少花时间来进行身心的调节，但你发现没？立身于尘世中太久，你是否经常有种孤独、寂寞、窒息的感觉？你不知道自己要的到底是什么样的生活？你的心是否曾经被一些自私自利的狭隘思想笼罩过？你是否已经变得人云亦云？为此，处于闹市中的我们，都要给自己一段独立思考的时间，对此，心理自愈就是保持身心健康的最佳方法之一。

下面，我们就来看看心理自愈对身心健康的重要作用。

1.健心减压，离不开心理自愈

你曾经是否有过这样的感受：夜晚下班回家，远离了应酬，远离了工作，你倒头躺在沙发上，将双脚抬起来，任意地摆放着，或者可以跷个二郎腿，你不用担心会有人说你没有教养，接下来，你可以随便找本杂志盖在脸上，闭上双眼，让眼睛也好好享受一下，然后你可以放一段自己最喜欢的音乐，打开你的心，任凭思绪翻飞，你的记忆库被打开，开心的和不开心的回忆都会跑出来，想到忘情之处脸上有温热的液体慢慢滑下，你也不知道这是幸福还是痛苦，但你已经深陷其中，徜徉在记忆的迷宫里，享受着亲情友情爱情，正如浓烟袅袅升起。

其实，这就是一种自我治疗，进入放空的状态，我们能忘记所有烦恼，能看到最为简单和质朴的快乐，然而，都市生活中的人们，又有多少懂得通过这一方法来减压呢？

心理学家曾说过："人是最会制造垃圾污染自己的动物之一。"正如清洁工每天早上都要清理人们制造的成堆的有形的垃圾一样，我们要想彻底消除倦怠，就必须经常的进行自我调整反省，时刻清洗心灵和头

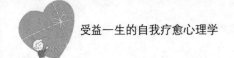

脑中那些烦恼、忧愁、痛苦等无形的垃圾，真正让自己时刻心如明镜，洞若观火，以最好的状态去投入工作，而释放这些不健康心灵毒素的方法之一就是心理自愈。

2.心理自愈是保持身心健康和完整所必需的

现今社会竞争之激烈早已不容分说，正因为如此，人们都变得越来越理性，逐渐收起自己的感性，这一做法，被很多人赞同，然而，随着时间的推移，会造成人们情绪的堵塞，无法得到释放而累积，另外，为了逃避自己的情绪，这些人又会更加理性，结果就像滚雪球一样越滚越大，正如很多人说的："我活得就像个机器人。"

所以，要保持身心健康，就要保持自己的情绪通道是畅通的，每天的负面情绪都能得到及时的释放，这样才能身心轻松，快速恢复活力。在正常情况下，我们需要周期性地进行自我调节，来保持情绪通道畅通。

总的来说，作为现代社会的人，不管你愿不愿意，心理自愈都是保持身心健康所必需的，我们也有必要学习并将其运用到平日的生活里，从而运用它来进行身心调节。

告别昨天，一切已成为过去

我们都知道，人生如变幻莫测的天空，刚才还晴空万里，转眼间阴云密布、大雨倾盆。但这些都是上一秒发生的事，人要向前看，不管过

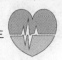

去多么悲伤失意，过去的总归过去了，只有向前看，才会有希望。

莎士比亚说过："聪明的人永远不会坐在那里为自己的损失而哀叹，他们会用情感去寻找办法来弥补自己的损失。"因此，请抛却那些失败之后的不安吧，如果你想取得最后的成功，就必须要破釜沉舟，就必须勇于忘却过去的不幸，重新开始新的生活。

曾经有人对人生做了一个很恰当的概括：人的一生可简单概括为昨天、今天、明天。这"三天"中，"今天"最重要，因为过去的已经成为事实，再去追悔已经无济于事，而对于明天的事，我们谁也不能打包票，因此，我们要做的就是活好当下！

心理学家指出，要修复自己的心态，调整自己的状态，就要接纳并尊重自己的过去和昨天，因为下一秒，现在也将变成过去。

如果你能减少抗拒的时间，那么，你就能较早地走出来。比如，当你的亲人去世了，你肯定会伤心、痛苦，但如果你能告诉自己"逝者已逝"，那么，你会逐渐变得平和起来。而反过来，对于已是既定的事实，你越是长时间抗拒，越是会痛苦，你处于低潮期的时间就会越长。只有接纳，才能摒弃消极不安的状态，接纳并不是意味着，"算了，认命吧。""我不会再有什么发展了。""接受这种状态吧。"而是一种积极进取的态度，只有不断地采取行动，才能取得理想的结果。

所以，对于糟糕的昨天，我们应该先接受它，我们越是抗拒，越是无法平和的面对。因此，不要再不断地反问自己："我怎么会这样呢？""我怎么会遇到这种事情。"这样，只会让你的痛苦加剧。

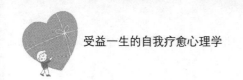

凡事多往好处想一想

在我们生活的周围，我们会发现，有人生活得幸福美满，有人生活得痛苦；在创业过程中，有人做得风生水起，有人却怎么也不见起色。如此大的差别究竟从何而来？仔细推敲，我们不难看出，前者拥有积极的意识，他们凡事都往好处想，而后者总是悲观失望。人生短短数十载，困难和挫折都在所难免，我们不能预知未来，但我们可以以一颗坦然的心面对。只要做到积极乐观、永不绝望，就一定能渡过逆境。

现代心理学认为，生活中我们每个人随时随地都在接受暗示，而积极的暗示会被我们的潜意识接受，在重复的暗示后，就会产生积极的心态。而如果给潜意识输送的是负面的信息，就会产生消极的心态。所以，心理学家告诉我们，遇事我们如果都能往好处想一想，就能激发自己在困难中的潜能，就能顺利渡过难关。

可以说，人与动物区别很大的部分在于人会复杂的思考。你只有积极思维，表现得自信满满，才可能突破眼前困境，事实上，很多时候，事情远没有你想象的那么糟糕。确实，你总是容易变得低落，那是因为你还没碰到最糟糕的事情，当你遇到挫折时，你想想这是不是最糟糕的？问问自己还有没有解决或缓解的方法？

的确，每个人都会遇到挫折与失败以及不幸，但以什么样的心态面对，不仅决定了他最终的成败，更决定了别人对他的看法，一个坚强、不屈服的人总是令人那么敬佩，不知不觉，我们会被其顽强的毅力所折服，刘若英就是这样的一个人。而如果你一遇到挫折与困难，不是躲避

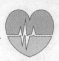

就是哭泣，这样的人是懦弱的，当别人"借给你肩膀依靠"或者安慰你时，也会在心底产生这样的想法：果然是一个不成熟的孩子，这么点挫折都受不了！

我们每个人都应该学会在日常生活中培养自己乐观的精神，无论遇到什么事，都不要忧郁沮丧，无论你有多么痛苦，都不要整天沉溺其中无法自拔，不要让痛苦占据你的心灵。事实上，积极的思维方式在人生事业中也起着重要的作用。而积极的思维方式包括：遇事积极乐观、有理想、努力、怀抱一个感恩的心、善待自己、善待他人等。

为此，你需要明白的是，一个成熟的人是应有一定的承受挫折的能力的，无论前面是什么路，都应该勇敢地自己走下去。可能有的时候你会对灾祸和挫折心存侥幸，总是想，概率这样小的事情，怎么会发生在我身上呢？但是纵使挫折发生的几率是1%，但这1%落在你的头上就是100%。有一位作家说："顺利是偶尔的，挫折才是人生的常态。"人生的路上，避免不了遇到挫折，战胜挫折、赢得别人的尊重，就必须拥有一个积极的心态。

当然，在挫折和失败面前，我们难免会产生一些情绪，但我们必须及时调整，心理学研究发现，一个人若对自己持正面的看法，那么，他就能对自己做积极的自我催眠，从而始终对未来产生乐观的看法和态度，那么，他这辈子不会离幸福太远。因此，我们常常说，成功往往只会青睐那些有积极心态的人。

生活中的人们，遇到某些困难，或遇到某些不顺心的事，可能会因此变得沮丧。其实，我们应告诉自己，困境是另一种希望的开始，它往往预示着明天的好运气。因此，你只要放松自己，告诉自己希望是无所不在的，再大的困难也会变得渺小。为此，当你情绪消极时，你可以这样暗示自己"再大的困难，我也能挺过去！""我就不信我战胜不了你！"

有人说，思维方式决定一切，这话是很有道理的，不同的思维方式会传达给潜意识不同的信息，想法无论是积极正面还是消极负面，都会改变你看问题的角度，而从不同的角度看问题，结果往往有很大差异，正所谓"横看成岭侧成峰，远近高低各不同。"总之，只要抱着乐观主义的人，必定是个实事求是的现实主义者。而这两种心态，是解决问题的孪生子！

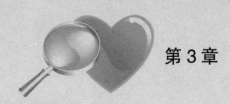

第 3 章

调整心情，告别昨天的悲痛和忧伤

　　人生苦短，有喜就有悲，正如天气有晴有阴一样，我们的人生之路绝不会一直阳光灿烂，总会出现不顺、挫折、羁绊甚至是逆境，莎士比亚说过："聪明的人永远不会坐在那里为自己的损失而哀叹，他们会用情感去寻找办法来弥补自己的损失。"的确，面对人生的不如意，我们难免悲伤，但我们只有勇敢一点，学会自我疗愈的方法，放下那些悲痛和忧伤，才会让内心充满快乐，继续前行。

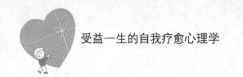

删除悲伤，快乐不期而至

人生苦短，有喜就有悲，正如天气有晴有阴一样，阳光不会一直照耀着我们。正如旅途一样，生命之旅也不会一帆风顺，总会有羁绊出现。那些羁绊、那些不如意，难免会使我们悲伤，但如果我们在人生的路上，把悲伤都逐个装进行囊，那么，恐怕我们的路会越走越艰难，步子也会越来越沉重，只有放下悲伤，让内心装满快乐，才能轻松上路。

现实生活中，总有人一味沉溺在已经发生的事情中，不停地抱怨，不断地自责，这样一来，将自己的心境弄得越来越糟。这种对已经发生的无可弥补的事情不断抱怨和后悔的人，注定会活在迷离混沌的状态中，看不见前面一片明朗的人生，之所以这样，是因为经历的磨炼太少。正如俗语说的那样：天不晴是因为雨没下透，下透了，也就晴了。

尘世之间，变数太多，事情一旦发生，就绝非一个人的心境所能改变。伤神无济于事，郁闷无济于事，一门心思朝着目标走，才是最好的选择。相反，如果跌倒了就不敢爬起来，不敢继续向前走，或者决定放弃，那么你将永远止步不前。

放下悲伤才能重新启航，朋友，别以为胜利的光芒离你很遥远，当你揭开悲伤的黑幕，你会发现一轮火红的太阳正冲着你微笑。请用一秒钟忘记烦恼，用一分钟想想阳光，用一小时大声歌唱，然后，用微笑去谱写人生最美的乐章。

　　在人生的路上，在我们追求前方的成功之时，突然被无情的挫折打倒，那些无穷尽的悲伤霎时间袭向我们，当一次次的努力尝试无果的时候，我们要开始反思了，自己是否被悲伤压抑得丧失了原本的能力。

　　日本作家中岛薰曾说："认为自己做不到，只是一种错觉。"悲伤是一种消极的情绪，它会让你产生挫败感，你会认为自己什么都做不到，而实际上，很多时候，正当你绝望时，希望就在前方等着你。因此，只要你放下悲伤，以积极的心态去面对生活的挑战，你的生命才会有无限的可能。

　　使你感到悲伤的，一般都是过去的失败，过去难以磨灭的痛苦记忆，可能你也深知，只有放下悲伤才能快乐，但在你的内心始终难以从过去的悲伤中跳出来，那么，你不妨从相反方面思考一下，过去的已经过去，一味地沉溺在过去的悲伤中，不是也无济于事吗？既然如此，那么，忘记过去的成功与失败吧，给自己一个全新的开始，我们便会从未来的朝阳里看见另一次成功的契机。记住，无论你在人生的哪个时刻被命运甩进黑暗，都不要悲观、丧气，这时候，你体内沉睡的潜能最容易被激发出来。放下痛苦才能赢得幸福，放下烦恼才能赢得欢乐！

　　因此，抛却那些伤心的往事吧，抛却那些失败后的懊恼吧，若想开心地生活，就必须勇于忘却过去的不幸，重新开始新的生活。莎士比亚

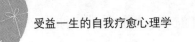

说过："聪明的人永远不会坐在那里为自己的损失而哀叹，他们会用情感去寻找办法来弥补自己的损失。"

总之，快乐的人总会给自己创造快乐，悲伤的人也总让自己变的悲伤，不是生活让你怎么样，而是你使得生活怎么样。我们每个人都有自己的快乐，只是需要你去找到它，那就是幸福了。

放下苛求与比较，时刻保持乐观

我们都知道，人无完人，但对于生活，人们却不能以同样的心态面对，他们总是希望生活可以过得更好，总是认为自己可以获得更多，总是苛求生活。而很多不快乐的人，他们痛苦的来源就是"站在了错误的角度看待生活"，总要按照一个不切实际的计划生活，总要跟自己过不去，总觉得生不逢时，机遇未到，所以整天郁郁寡欢。而快乐的人明智地选择了美的角度去欣赏生活，在他们的眼里，总是透露着知足、开心，于是，工作得心应手，生活有滋有味，因为他们懂得生活的艺术，知道适时进退，取舍得当，快乐把握在今天，而不是等待将来。事实上，我们每天可以做自己喜欢的事情，不在乎表面上的虚荣，凡事淡然，不苛求，那么，快乐、幸福就会常伴我们左右。

我们都知道，事间万物、花花草草都有其一定的生长规律，人若也能像顺应花草的自然天性一样去顺应自己的能力和体力，不在自己力所不能及的事情上强出头，就能营造自己理想中的生活，做自己理想中

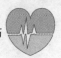

的自我。而事实上，生活中，有太多的完美主义者，他们放不下对生活苛求的执拗态度，他们对事物一味理想化的要求导致了内心的苛刻与紧张，因此，常常不能平和心态，总是对生活吹毛求疵，看不到生活阳光的一面，因此，他们在追求完美的同时也失去了很多美好的东西。

当然，有一颗追求美的心是好的，但是如果过于追求完美，则不会给自己带来任何好处。首先，一个人的要求越高，也就越容易失望。当自己付出很多努力仍然达不到自己的要求时，就会变得心灰意冷。其次，世界上本来就没有尽善尽美的事，如果我们总是想追求完美，那根本就是在追求一种不存在的事物，到最后得到的便是失望。

在这样一个讲究包装的社会里，我们常禁不住羡慕别人光鲜华丽的外表，而对自己的欠缺耿耿于怀。没有一个人的生命是完整无缺的，每个人都会缺少一些东西。

有的夫妻恩爱、月入数十万，却有严重的不孕症；有的人才貌双全、能干多财，情路上却是坎坷难行；有的人家财万贯，却是子孙不孝；有的人看似好命，却是一辈子脑袋空空。每个人的生命，都被上天划上了一个缺口，你不想要它，它却如影随形。

人生的确有太多看似值得追求的东西，亦真亦假亦幻，令人难以取舍。正如地球都是由细小的尘埃组成一样，平凡和琐碎才构成了生命的永恒！飞扬只不过是惊鸿一瞥，昙花一现。人生的点点滴滴，都始于平淡，终于平淡，平淡才是人生的真正况味。然而芸芸众生，有多少人能真正享受到这种远在天边，近在眼前的况味呢？

其实，美丽与丑陋有时就是一步之遥，美丽中有丑陋，丑陋中有美

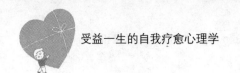

丽，我们要善于去发现，简简单单的一件事，只要我们站在美的角度，用心细细品味，你就会发现，其实，幸福早已存在，我们的心灵也得到了净化。

因此，对于生活中的缺失和不足，你不妨宽心接受，放下无谓的苛求和比较，并从美的角度去欣赏生活，这样反而更能珍惜自己所拥有的一切。

拥抱生活，在挫折中学会坚强

有人说，人可以简单分为两种类型：神采奕奕型和沮丧忧烦型。神采奕奕的人生活得幸福而自信，脸上总是挂满笑容，让周围的人都能感到她的温暖，时常给人鼓励和信心，让人充满激情和斗志；而沮丧忧烦型的人常常自怨自艾，眉宇间总是有些忧愁，心间总是挂满自卑和失落，让接触到的人莫明地跌入消极和伤感的深渊……这两种人其实也就是乐观者和悲观者。很明显，乐观者让人快乐而自信；消极者让人低沉而忧伤……试问你更愿意做哪一种人？当然是前者。

人有悲欢离合，月有阴晴圆缺。人生无常，没有谁能保证前方的路总是平平坦坦，遇到些挫折和磨难在所难免，在挫折中学会坚强，才能更好地感知生活，拥抱生活，创造生活，享受生活。

一个人心态上是积极的还是消极的，决定了其生活是光明的还是灰

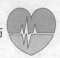

暗的。可见，当人生的不幸来临时，积极的心态是一个人战胜一切艰难困苦，走向成功的推进器。积极的心态，能够激发我们自身的所有聪明才智，而消极的心态，就像蛛网缠住昆虫的翅膀、脚足一样，束缚人们释放才华的光辉。

坚强是一种勇气和品质，更是一种理智和智慧，它告诉我们如何去享受生活，如何去调节自己的心情，找到让自己更快乐的秘籍。面对挫折和磨难，我们不应该过分地沉迷于痛苦和悲伤之中，更不应该迷茫或迷失方向。现实生活中，经历些风雨，遇到些磨难，遭遇些挫折，都是很平常的事，若因一时受挫而放大痛苦，灰心丧气，自卑绝望，自弃沉沦，那只会错失良机、终身遗憾。

一定要扫除内心的阴霾，其实，日常生活中保持良好心情的"砝码"就在你的手中：

1.转移情绪

当你遇到一些会使得你心理不稳定的事的时候，你应迅速把注意力转移到别的方面去，这样很快就会把原来的不良情绪冲淡以至赶走，重新恢复心情的平静和稳定。

2.宽以待人

人与人之间总免不了有这样或那样的矛盾，朋友之间也难免有争吵、有纠葛。只要不是大的原则问题，应该与人为善，宽大为怀，绝不能有理不让人，无理争三分，更不要为一些鸡毛蒜皮的小事争得脸红脖子粗，伤了和气。

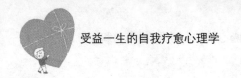
3.忆乐忘忧

生活中，有乐事也有忧事，对此应进行精心地筛选，不能让那些悲哀、凄凉、恐惧、忧虑、彷徨的心境困扰着我们，要经常忆乐忘忧，切不可让阴影笼罩心头，而失去前进的动力。

能做到以上三点，我们也就能保持稳定、健康、快乐的心情了。

总之，在苦难、挫折、失败面前，我们不必怨天尤人、自怨自艾，而应该坚强一点，在坚强中锤炼自己的情操和心灵，淬炼自己的毅力和品质。你不妨把挫折当成一缕清风，让它从你耳边轻轻地吹过；把痛苦当成你眼中的一颗尘土，眨一眨眼，流一滴泪，就足以将它淹没掉，至于苦难，那也不过是人生的一个小插曲而已！

大哭一场，释放心中的苦楚

生活中，我们发现，一个人在心情不好时候，周围的人都会劝道："没事，笑一笑。"很少有人劝其"哭一哭"。而实际上，真正能起到释放人内心压抑情绪的方法是哭泣，而不是微笑。

心理学家曾经做过这样一个实验：有这样一群人，心理学家将他们分成两组，一组是血压正常者，一组是高血压者，心理学家分别问他们是否哭泣过，结果表明，血压正常的这些人中，有87%的人偶尔有哭泣过，而那些高血压患者却说自己从不流泪。从而，我们发现，让人类情感抒发出来要比深埋在心里有益得多。

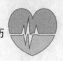

　　事实上，哭是人类宣泄不良情绪的一种本能行为。有研究表明，女性之所以比男性长寿，除了女性身材矮小代谢消耗低和生活工作环境相对安全以外，主要的原因是女性喜欢倾诉与哭泣，还有研究表明，哭得多的人比哭得少的人要健康。因此，当我们心中积压了不愉快的情绪时，不要强忍着故作"坚强"，该哭时不妨尽情地哭出来。

　　心理学家克皮尔曾经对137个人进行调查，并将这些人分成健康和患病两个组。患病组内的这些人患的都是与精神因素有密切关系的病——溃疡病和结肠炎。调查发现，健康组哭的次数比患病组多，而且哭后自我感觉较哭前好了许多。

　　接下来，克皮尔继续研究，他发现，人们在情绪压抑时，会产生一种活性物质，而这种物质是对人体有害的，而哭泣会让这些活性物质随着泪水排出体外，从而有效地降低了有害物质的浓度，缓解了紧张情绪。有研究表明，人在哭泣时，其情绪强度一般会降低40%，这解释了为什么哭后感觉比哭前要好了许多。

　　美国生物化学家费雷认为，人在悲伤时不哭有害健康，属于慢性影响。他调查发现，长期不哭的人，患病率比哭的人高一倍。

　　为此，我们可以得出完全肯定的一个答案：哭是有益健康的。由情绪、情感变化而引起的哭泣是机体的正常反应，我们不必克制，尤其是心情抑郁时，也不必故作坚强、强忍泪水，那样只会加重自己心理的负担，甚至会憋出病来。这些负面情绪会让你的神经高度紧张，而当这种紧张被长期压抑得不到释放时，便会集聚起来，最终导致神经系统紊乱，久而久之，就会造成身心健康的损害，促成某些疾病的发生与恶

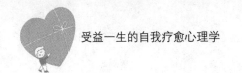

化。而哭泣则能提供一种释放能量、缓解心理紧张、解除情绪压力的发泄途径，从而有效地避免或减少此类疾病的发生和发展。

我们应该看到哭泣的正面作用，它是一种常见的情绪反应，对人的身心都能起到有效的保护作用，因此，当你遇到某种突如其来的打击而不知所措时，不妨先大哭一场，不要害怕别人的眼光，哭没什么见不得人的。

别被忧伤的眼泪迷住了双眼

红尘滚滚，荆棘丛生，人生的道路曲折而漫长，苦难是生命的常态，烦恼与痛苦相伴，应运而来的是种种困惑。如何面对人生的困惑？对待困惑，眼睛要看得远，心要想得开，做到不疑不愁不怒，豁达乐观，这样才能烟消云散，天高地阔，去迎接生活的每一天。

一个乐观开朗的人，无论面对什么样的生活，都有能力重新开始，即使在地狱中，也能重新走入天堂，对于任何一个人来说，这是比什么都重要的财富。

有一位虔诚的作家，在被人问到该如何抵抗诱惑时回答说："首先，要有乐观的态度；其次，要有乐观的态度；最后，还是要有乐观的态度。"

一次，孔子带着学生去郊外散步，看见一位老者在田里捡麦穗，还哼着小曲，子贡问道；"老伯，你这么大年纪，还在田中捡麦穗，真可

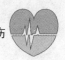

怜啊，怎么还唱歌呢？"老人笑着说；"我的快乐在你们心里是忧虑，我虽然贫穷，但我心安理得，所以我没有烦忧，心里有的只是欢乐的歌。"人遇困惑，如能想得开，拿得起，放得下，最为可取。北宋大文学家苏轼后来被贬到海南时，赋诗曰；"参横斗转欲三更，苦雨终风也解晴。云散月明谁点缀？天容海色本澄清。空余鲁叟乘桴意，粗识轩辕奏乐声。九死南荒吾不恨，兹游奇绝冠平生。"这是何等的洒脱大气，磊落胸怀，又是何等的豁达乐观！

因此，生活中的人们，无论命运把你抛向何等险恶的境地，都不要被忧伤的眼泪迷住了双眼，而应该毫无畏惧，用你的笑容去对付它！如果你能正确地看待挫折，那么，或许你就能找到一个新的起点，新的角度，发现是什么使得你裹足不前！

"装"出你的好心情

通常来说，人们都会遵循这样的思维顺序：人的心态、情绪会导致某些行为，比如，生气时我们会骂人，高兴时我们会开怀大笑等，而实际上，我们也可以反过来思考，我们的行为也会导致心态、情绪的变化，比如，悲伤时我们会哭泣，但我们哭泣的话，也会引发悲伤的情绪。心理学家提出了一个"假喜真干"的概念，意思就是，你假装自己喜欢做某件事，或从事某件工作，那么，你会真的喜欢起来。

曾经有报道说，日本人为了改变自己压抑的性格，从而有利于与外向的西方人打交道，他们采取了一种训练笑容的方法：他们在下班之前的半个小时里，会每人拿起一只筷子，横着咬在嘴里，固定好脸部表情后，将筷子取出。此时人的脸部基本维持在一个笑容的状态，再发出声音，就像是在笑了。

这种看似荒谬的做法却是有科学依据的，心理学家普遍认为除非人们能改变自己的情绪，否则通常不会改变行为。

所以，我们若想获得快乐的话，可以假装快乐，当然，这首先需要我们先调整自己的潜意识，向潜意识传达积极的想法和指令。其实，在生活中我们也可能有这样的体会：当孩子哭泣时，我们会逗他们说："笑呀！"结果孩子勉强地笑了笑之后，跟着就真的开心起来了，这就很好地说明了人的内心的改变将导致行为改变。

可能你会问，该如何"伪装"出好心情呢？

最常见的一个办法就是，当你在生气的时候，可以找一面镜子，对着镜子努力做出笑容来，持续几分钟之后，你的心情果真会变得好起来，这种方法叫做"假笑疗法"。

实验证明，这种方法很有效果，每天早上，如果你能先假笑，那么，接下来的一整天，你都会有好心情。我们来看看世界最杰出的十大推销大师之一的日本销售员原一平是如何练习微笑的：

他曾在日本保险界连续15年获得全年的销售冠军，而他成功的撒手锏之一就是"微笑"，他掌握了38种微笑，为了征服一个顾客，他曾经使用了30种微笑。

关于长相，可以说，原一平其貌不扬，他只有1.53米。和很多保险

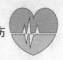

推销员一样，在刚开始从事这一行业时，他半年来都没有卖出去一份保险，那时候，为了生存，他只得睡在公园的长椅上。

原一平知道，单就长相，自己毫无优势可言，但他知道，微笑是获得他人信任的法宝。为了获得这一法宝，原一平开始每天一早就在公园里向每一个碰到的人微笑，不管对方是否在意或者回报他微笑，他都不在乎。终于有一天，一个常去公园的大老板对原一平的微笑产生了兴趣，他不明白一个吃不饱的人怎么会总是这么快乐。于是，他提出请原一平吃一顿饭，可原一平却请求这位大老板买他的一份保险，老板答应了，接着这位大老板又把原一平介绍给了许多商场上的朋友。

通过这件事，原一平初次尝到了微笑的魔力，后来，他进一步通过观察发现世界上最美的笑是婴儿的笑容，那种天真无邪的笑，散发出诱人的魅力，令人如浴春风，无法抗拒，因此，他开始练习微笑。

有一段时间，他练习太入迷，因为在路上练习大笑，而被路人误认为神经有问题。他甚至睡觉都常常会"笑"醒，并跑到镜子前去练习。"噢，你看，这种表情正确吗？"他问到他身旁的妻子。"喂，你有没有搞错！深更半夜爬起来干什么？""嘘，没什么。"他继续练习。"喏，这个样子好像就对了。""哎哟，太难看了吧！""别乱说。现在好些了吗？""哦，是好看些了。""这就是痛快的笑啊。"

经过长期的练习，他掌握了38种笑：逗对方转怒为喜的笑，安慰对方的笑，岔开对方话题的笑，消除对方压力的笑，重新修好时的笑，两人意见一致时的笑，吃惊之余的笑，挑战性的笑，大方的笑，含蓄的笑，假装糊涂的笑，心照不宣的笑，遭人拒绝时的苦笑，压抑辛酸的

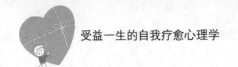
笑，无聊时的笑，郁郁寡欢时的笑，热情的笑，自认倒霉的笑，使对方放心的笑……

他的笑达到了炉火纯青的地步，他可以针对不同的客户，展现不同的笑容，用微笑表现出不同的情感反应，用自己的微笑让对方露出笑容。

其实，世界上最伟大的推销员乔·吉拉德也曾说："当你笑时，整个世界都在笑。"实际上，微笑给我们带来的，不仅仅是良好的人际关系和顺心的工作状态，更重要的是，我们在训练微笑的过程中，获得了一份好心情，有了好心情，自然万事如意了。

美国著名教育家卡耐基提出："假如你'假装'对工作感兴趣，这态度往往就使你的兴趣变成真的。这种态度还能减少疲劳、紧张和忧虑。"因此，当我们心情不好时，我们可以先微笑，然后多回忆曾经愉快的时光，用微笑来激励自己，那么，你就能"装"出一份好心情。

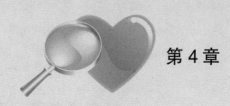

第 4 章

摆脱自卑与抑郁，让自己快乐起来

　　心理学家认为，在众多心理问题的成因中，自卑占了很大一部分，而自卑来自人们对自身的不正确评价，我们每个人都希望表现得更完美，都希望得到更好的评价，然而，我们每个人都是独特的自己，同时，我们在生活中都有自己的位置，每个人都扮演着不同的角色，在自己的世界里，我们是主角，在别人的世界里也许只是龙套。事实上，活出真正的自己，坦然面对生活给予的一切，才会真正快乐起来。

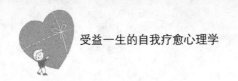

摆脱自卑，逐步建立自信

　　心理学家认为：一个人如果自惭形秽，那他就不会成为一个美人；如果他不相信自己的能力，那他就永远不会是事业上的成功者。从这个意义上说，如果你是个自卑的人，那么，你有必要割除自卑意识这颗毒瘤。自卑形成的原因有很多，比如，我们的外貌、身体缺陷、家庭环境，某方面的能力欠缺等，但总的来说，这些负面的想法都会堆积在我们的潜意识中，而潜意识拥有无穷的力量，并且不被你察觉，所以，自卑意识的产生并非一日之寒，需要我们逐步更正，逐步建立自信。

　　自卑感并不是变态的象征，而是个人在追求优越地位时一种正常的发展过程，但如果能以自卑感为前提，寻求卓越，那么，我们是能实现自我超越和获得成就的。我们每个人要想获得快乐和成功，第一步要做的就是超越自身某方面不足带来的自卑感。

　　心理专家指出，人们自卑感的产生，很多时候是消极暗示的产物，也就是说，反过来，我们多给自己积极的暗示，是可以提高自信心的。

　　自卑不仅仅是一种情绪，也是一种长期存在的心理状态。有自卑心

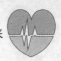

理的人，在行走于世的过程中，心理包袱会越来越重，直至压得人喘不过气，它会让人心情低沉，郁郁寡欢。因为不能正确看待自己、评价自己，他们常害怕别人看不起自己而不愿与人交往，也不愿参与竞争，只想远离人群，他们缺少朋友，甚至自疚、自责、自罪；他们做事缺乏信心，没有自信，优柔寡断，毫无竞争意识，享受不到成功的喜悦和欢乐，因而感到疲惫、心灰意冷。

道理人人都懂，但很多人还是陷入不能发现自身优点的泥沼中，并为此而困惑不已。其实，我们应该在比较中发现自己的优点，与杰出人物相比，我们的优点确实暗淡了一些，但和懒惰的人比，我们勤奋；和迟钝的人比，我们聪明；和残酷的人比，我们富有爱心，这样比下去，我们还会为没有优点而苦恼吗？

我们不应该怀疑，每个人都有自己的闪光点，你现在感觉不到是因为你把精力都放在了弥补缺点上，或者发挥错了方向。一个人如果能知道自己的闪光点在哪里，就能最大限度地发挥它，使它照亮自己的人生。

因此，要消除自卑感，首先就需要我们看到自己的独特之处。每个人都是完全不同的个体，没有任何人是一无是处的，自信是一切认知的开始，因为透过自我观照，才能了解自己的专长、能力和才华，这样，你的自信便会不断储备，自卑也就无处遁形。

总之，世界上不缺少美，而是缺少发现美的眼睛，只要你善于发现自己身上的优点，就不会自卑。每个人都有自己的长处，只有学会发现自己的长处，才会变得自信；只有学会发现自己的长处，才会懂得自己

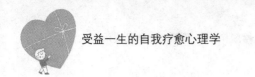

的珍贵；只有学会发现自己的长处，学会尊重自己，才能让别人也尊重你！

一味追求完美只会自寻烦恼

我们都知道，人无完人，但对于我们自己，我们却无法以同样的心态面对，生活中经常有这样一些人，他们做事谨小慎微，总是认为事情做得不到位，他们对自己要求过于严格，同时又有些墨守成规。通常情况下，因为过于认真、拘谨，苛求自己，他们比其他人活得更累。

他们总有这种表现，如果一件事情没有做到自己满意的程度，那么必定是吃不好也睡不好，所以，对于这类人而言，越是自卑，越是让他们对自己要求过高。

事实上，什么事情都会有个度，追求完美超过了这个度，心里就有可能系上解不开的疙瘩。过分追求完美的人总是不想让人看到他们的任何瑕疵，他们常常过分控制敌意和愤怒，给人的感觉是过分宽容，看似开朗热情，其实活得很累。

从前，有个国王，他有七个女儿，这美丽的七位公主是国王乃至整个国家的骄傲。

这七位公主都有一头美丽乌黑的长发，为此，国王送给了她们每人一百个漂亮的发夹。

这天早上，大公主醒来，准备梳头，却发现自己的发夹少了一个，

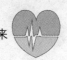

于是，她就去二公主房间拿走了一个；同样，二公主也发现自己的少了一个就去三公主那里拿了一个，就这样……五公主一样拿走了六公主的发夹；六公主只好拿走七公主的发夹，于是，七公主的发夹只剩下九十九个。

隔天，邻国一位英俊的王子忽然来到皇宫，他对国王说："昨天我养的百灵鸟叼回了一个发夹，我想这一定是属于公主们的，而这也真是一种奇妙的缘分，不晓得是哪位公主掉了发夹？"公主们听到了这件事，都在心里想说："是我掉的，是我掉的。"可是头上明明完整地别着一百个发夹，所以都懊恼得很，却说不出。只有七公主走出来说："我掉了一个发夹。"话才说完，一头漂亮的长发因为少了一个发夹，全部披散了下来，王子不由得看呆了。故事的结局，当然是王子与公主从此一起过着幸福快乐的日子。

为什么我们一有缺憾就想拼命去补足？一百个发夹，就像是完美圆满的人生，少了一个发夹，这个圆满就有了缺憾，但正因缺憾，未来才有了无限的转机，无限的可能性，这何尝不是一件值得高兴的事！

我们发现，很多完美主义者，他们痛苦的来源就是"把自己摆错了位置"，总要按照一个不切实际的计划生活，总要跟自己过不去，总觉得生不逢时，机遇未到，所以整天郁郁寡欢。而快乐的人明智地摆正了自己的位置，工作得心应手，生活有滋有味，到了夜里更是睡得踏实，因为他们懂得生活的艺术，知道适时进退，取舍得当。

诚然，追求完美，这是一种追求进步的表现，如果人们都满足于现状，那我们只会止步不前。因此，可以说，追求完美并没有什么不好，

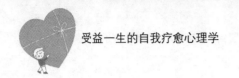

相反，很多时候，精益求精对我们的能力、知识、经验等方面都大有益处。

可见，凡事都有个度，追求完美到了一定的地步就变成了吹毛求疵。如果不达到想像中的彻底完美誓不罢休，那就是和自己在较劲了，长此以往，心里就有可能系上解不开的疙瘩，我们自己也会渐渐承受不了这种越来越沉重的负担，进而导致自卑。

要知道，我们不会因为一个错误而成为不合格的人。生命是一场球赛，最好的球队也有丢分的记录，最差的球队也有辉煌的一刻。我们的目标是——尽可能让自己得到的多于失去的，那么，过分追求完美的人该如何去调整自己，从而拥有好睡眠呢？

不要苛求自己。你不要总是问自己，这样做到位吗？别人会怎么看呢？过分在乎别人的看法就是苛求自己，你会忽略自己的存在。

要改变自己的观念。你需要明白一点，世界上没有完美的事，保持一颗平常心并知足常乐，才是完美的心境，换一种新的思路，即尝试不完美。

要改变释放方式。当你心情压抑时，要选择正确的方式发泄，比如、唱歌、听音乐、运动等，并且，你要抱着一种享受的心情发泄，这样，你很快会感受到快乐。

让一切顺其自然。不要对生活有对抗心理，过于较真的人，他们会活得很累，因此在思考问题时要学会接纳控制不了的局面，接纳自己所遇到的事，不要钻牛角尖。

总之，我们都要知道，人生是没有完美可言的，完美只是在理想

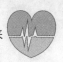

中存在，生活中处处都有遗憾，这才是真实的人生，事实上，追求完美人是盲目的。"完美"是什么？是完全的美好。这可能么？"凡事无绝对"，哪里来的"完全"？更不要提"完美"了。既然没有"完美"，那又为什么要去寻找它呢？

有点缺点反而让你更可爱

俗话说："金无足赤，人无完人。"我们常常也以这样一句话来安慰身边有某些缺点的人，然而，面对我们自己，不少人似乎没办法摆正心态，他们因为自己的一些缺点而感到自卑，甚至一蹶不振，他们似乎只看到了渺小而又满身缺点的自己，然后陷进自卑的旋涡里，之所以出现这样的情况，是因为他们自身无法调整好心态，他们没发现，如果一个人足够自信而坦诚自己的缺点的话，那么，他会显得很可爱。

的确，能否接纳自己是衡量一个人心理状况是否积极和健康的一项重要指标。那些自信的人，通常心态积极健康，面对自身不足和缺点时，他们都能坦然面对，这样的人通常在生活中也有很好的表现。

的确，人生在世，无论做什么事，如果紧紧盯着自己的缺点的话，那么，这将会成为我们愉快生活的最大障碍。减小自己的心理负荷，抛开一切得失成败，我们才会获得一份超然和自在，才能享受幸福、成功的人生。

另外，我们会发现，那些高高在上、看似完美的人似乎没有什么朋

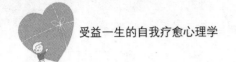

友，人们也不愿意与之交往，这就是因为他们用完美给自己树立了一个高大形象，反而让人们敬而远之。

有研究结果表明：对于一个德才俱佳的人来说，适当地暴露自己一些小小的缺点，不但不会形象受损，而且会使人们更加喜欢他。这就是社会心理学中的"暴露缺点效应"那么，人们为什么会对那些有缺点的人有更多的好感呢？这是因为：

（1）人们觉得他更真实，更好相处。试想，谁愿意和一个"完美"的人相处呢？那样只会觉得压抑、恐慌和自卑。

（2）人们觉得他更值得信任。众所周知，每个人都有缺点，坦诚自己的缺点可能会使人失望，难受一阵子，但经过这"阵痛"之后，人们对他的缺点就会注意力下降，反而更多地注意他的优点，感受他的魅力。

与此相反，假如一个人为了给人们留下好印象，而总是掩盖自己的缺点，可能刚开始会让大家觉得他是个不错的人，可一旦缺点暴露后，就会使人们更加难以接受，并给人以虚假猥琐的感觉，这正如一位先哲所说的那样："一个人往往因为有些小小的缺点，而显得更加可敬可爱。"

生活中，尤其是作为领导和长辈的人们常常认为：在与下属或者晚辈的交往中，应尽量向他们显示自己的优点，以便下属喜欢自己，从而使自己具有较高的威信。其实，这种想法是错误的，因为把自己装扮成"趋于完美的人"，会让对方有种"可敬而不可即""可敬而不可爱""可望而不可及"的感觉，不是一群活生生的人，而只是一具具毫

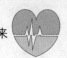

无瑕疵又不带感情的躯体，从而减少对他们的喜欢程度。

生活中，因为存在缺点而自卑的人，要这样调节心理：

1.发现自己的优点，增强自信心

每个人都不是完美的，有优点自然也有缺点，我们不要一味地盯着自己的缺点看，这样只会让你灰心丧气，发现自己的优点，能帮助你培养自信心、历练自己的能力，在获得成就后，你会更有信心地生活。

2.率真自然，坦诚自己的感受

生活中，可能我们都被长辈都告知，做人要低调，要追求完美和成熟，诚然，这是我们应该遵循的处事原则，但这并不意味着我们要压抑自己的喜怒哀乐，哈佛大学一位教授曾说过："我每次都很紧张，因为我害怕被发现一些内心的感受，却被自己搞的很累，学生们也很累，我极力想表现自己完美的一面，争取做个'完人'，但每次都适得其反。其实，打开自己，袒露真实的人性，会唤起学生真实的人性。在学生面前做一个自然的人，反而会更受尊重。"

的确，人无完人，追求完美固然是一种积极的人生态度，但如果过分追求完美，而又达不到完美，就必然心生忧虑和自卑。过分追求完美往往不但得不偿失，而且会变得毫无完美可言。

摆脱童年阴影，挣脱阴郁情结

英国《精神病学》杂志上曾经刊登过英国伦敦大学国王学院科学家

的一项研究：这项研究的研究群体是出生在1950—1955年的7100人，研究人员发现，这些人中，曾经在年幼时遭遇过不幸的人在性格上更容易造成扭曲，即便是成年后，也很难完全摆脱童年时的阴影，而同时，他们也比一般人更容易遇到一些因健康导致的下岗问题。

后来，一些心理学家再次指出，如果在童年时期遭遇某些压力或者不幸，很可能会影响人的健康问题，甚至是早死，而在这些压力或不幸中，贫困和虐待会引发心脏问题、发炎并加速细胞老化。

可见，童年时期的不幸遭遇，会对人们成年后产生剧烈的影响。那么，该怎样摆脱童年阴影呢？

我们先来看下面一个故事：

赵女士如今事业有成，家庭幸福美满，老公也是事业单位的骨干，她还有个可爱的儿子，学习上面也从不让赵女士操心，在外人看来，赵女士应该生活幸福，毫无烦恼，但实际上，赵女士却长期失眠，总是会做一些噩梦，受到困扰的她不得不来寻求心理医生的帮助。

后来在专家的催眠式引导下，赵女士说出了童年那些不愉快：曾经，她有个幸福的家庭，父母都是知识分子，还有个可爱的弟弟，她常常带着弟弟和周围的小伙伴们嬉戏，说到这里，赵女士嘴角还露出一点微笑。但后来，命运跟她和她的家庭开了个玩笑，在一次车祸中，她的父母双双丧生，剩下姐弟俩相依为命，直到成年后，赵女士凭借着自己的努力在事业上取得了一定的成功也拥有了一个幸福的家庭。可是，她不快乐，这种挥之不去的痛苦来自弟弟。赵女士的弟弟阿强是个烂泥扶不上墙的人，由于仕途不顺，他自暴自弃，还沾染上了赌博的恶习，并

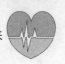

且习惯了对姐姐的依赖。赵女士一次又一次地替他还清赌债、善后之后都无比痛苦，她内心很挣扎，弟弟的不争气让她屡次想放弃帮他，可是每次这种念头出现的时候，就会梦见去世的父母。梦里的她常常觉得愧对父母而大哭，在矛盾心理的折磨之下，赵女士患上了轻度的忧郁症。

对于赵女士的痛苦，心理医生给出了以下建议：

让阿强也接受心理咨询，认识到自己已经不是孩子，不能一辈子在姐姐赵女士的保护下生活，认识到自己早已成人，应该承担自己应尽的责任，为自己的行为负责；她需要将父母与弟弟区分开，明白父母已经离去，自己不是弟弟的父母，不需要承担父母的责任；她的家庭是幸福的，享受和家人在一起的时光，和他们分享自己的感受，而不是把注意力放在已经成年的弟弟身上。

从赵女士的经历中，我们可以肯定的是，童年时期遭遇的不幸，会对成年后产生深远影响。人类本身就是生活在一定的环境下的，任何一个人，也不可能完全不受环境影响，而在人的童年时期，人的心智、思想等方面还未成熟，一旦遭遇到某些不幸，比如虐待、失去双亲、受不到关爱等，就很容易导致人格缺陷、性格扭曲等，这也会对他们成人后的人生观、价值观等各个方面产生负面影响。

但是，凡事都是有两面性的，那些有童年阴影的人，其实完全可以把这些经历转化为人生的宝贵财富与体验。有研究说明，85%的成功者在童年都会遭遇不幸或磨炼，比如美国总统林肯、女作家三毛等世界知名人士都是经历过很多不幸的人，但是这些经历并不影响他们的健康发展，反而铸造了他们成为最伟大的人。

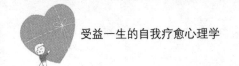

所以，无论遇到什么，都不能成为我们消极处世的理由，最重要的是对待生活的态度和对挫折的承受力。也许你认为自己是世界上最不幸的人，但实际上，并不是如此，别人可以从阴影中走出来，那么你也可以。

应该如何走出童年心理阴影呢？这需要一个过程，心理专家一致认为，我们可以追根溯源，找到心理失调的根本原因，然后进行心理自愈。当然，这需要一个过程，在心理自愈的过程中时，你需要经过先面对、再接纳、包容，然后你才能超越，才能获得健康快乐的心理状态。

敞开心扉，寻求朋友的帮助远离抑郁

有人说，人生如同一次征途，我们独步人生，难免会面对种种困难，困难面前，我们也难免会悲观失望，甚至看不到一点曙光，但如果我们能听到朋友们的鼓励和支持，我们就会重获力量，闯过难关。

专家曾研究过，人际关系不好，性格孤僻或跋扈、有缺陷，容易导致抑郁症，抑郁又会进一步使人际关系恶化，这是一种恶性循环。

小刘是一名软件工程师，能力突出，但即便如此，一直以来，他的心里都有解不开的结。一次，他找到心理咨询师，道出了内心的苦楚。

"其实，以前我的人际关系很好，包括现在，同事们也都很喜欢我，所以，一直比较乐观阳光，只是有一件事，我为此痛苦过，就是自己是乙肝病毒携带者，自卑过，担心自己即使念到硕士，即使找到工作，大家也会嫌弃我，为此也痛苦过，我是从山沟里走出来的，怕父母失望。我一直认为，这病是我经历过的最痛苦的事情了，没想到和另一件事比，这根本不算什么，前些天，我得知上星期我们公司的李继出车祸了，居然一夜之间成了残疾人，我才发现，自己比他幸福得多。能跟你把这些心里话说出来，我心里舒服多了。"

很多数据和事实一再说明了这样一个令人感到遗憾和痛心的现象：有心理障碍并想不开的人，大多数都是从来没有寻求过心理帮助的人。很多艺人之所以会选择自杀，就是因为他们有过多的心理压力而又不选择向朋友们倾诉。现实中多数人还是选择回避自己的心理问题，不去勇敢地正视和面对它，没有积极地进行规范治疗，结果导致悲剧事件屡屡发生。

事实上，对于抑郁症患者来说，能否敞开心扉是他们能否摆脱抑郁的关键。而抑郁症患者为什么很难做到这一点？因为他们有某种心灵上的顾忌，他们不愿意承认自己有抑郁症，更别说去积极主动的配合医生治疗。

我们发现，很多抑郁者在患病后，因为对抑郁症人的了解和认识不足，认为抑郁症是被人歧视的，所以不敢公开病情，而在一定的环境下，一些人确实对患者抱以冷眼或歧视，背后传播流言蜚语，让那些本已伤痕累累的心灵雪上加霜，不敢袒露自己的苦闷。

那么，我们该如何向朋友寻求帮助呢？

1.自信交往

孤僻的人一般不能正确地评价自己，要么认为自己不如人，怕被别

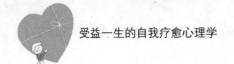

人讥讽、嘲笑、拒绝，从而把自己紧紧地包裹起来，保护着脆弱的自尊心；要么自命不凡，认为不屑于和别人交往。孤僻者需要正确地认识别人和自己，多与他人交流思想、沟通感情，享受朋友间的友谊与温暖。

首先就要自信。俗话说，自爱才有他爱，自尊而后有他尊，自信也是如此，在人际交往中，自信的人总是不卑不亢、落落大方、谈吐从容，而绝非孤芳自赏、盲目清高。其次对自己的不足有所认识，并善于听从别人的劝告与帮助，勇于改正自己的错误。

2.学会如何与朋友交往

你可以多看一些有关人际交往类的书籍，多学习一些交往技巧，同时，可以把这些技巧运用到人际交往中，长此以往，你会发现，你的性格越来越开朗，你的人际关系也会越来越好，同时，你会发现，你会收获不少知识，你的认知上的偏差也能得到纠正。

3.寻找信任的朋友

只有信任的朋友，他们才会为你保密，真心地帮你解开心结。

4.不要为朋友带来困扰

你需要寻求帮助的朋友必须是那些内心坚强的人，如果他比你更容易产生抑郁情绪，那么，你只会为他带来困扰。

5.必要时候应该寻求心理医生的帮助

如果你觉得你的朋友并没有帮助你脱离内心的煎熬，那么，你应该说服自己，让心理医生来为你解疑答惑。

生活中，寻求心理治疗的患者多半有两种情况，一种是自己已经认识到问题的存在，自愿寻求帮助；另外一种是在爱人、朋友、父母的支

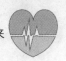

持下来寻求心理医生的帮助，这对于患者的治疗和恢复有很大益处。

总之，了解抑郁，才能更有效地远离抑郁。越早去面对心理创伤，就会越早走出心理创伤的阴影。而摆脱抑郁，最重要的是与别人交流，敞开自己的心扉，才能找到病候，对症下药。

自我疗愈法助你走出突如其来的打击

通常很多人在遇到生活的不幸遭遇和打击之后，往往感觉到非常的痛苦，这是因为人们内心的欲念没有得到满足，心理期待产生了落差，更有甚者会产生一些心理问题。比如，在失去亲人、遭遇天灾人祸或者重大失败之后，一些人可能变得孤僻、自卑、抑郁等。心理学家称，当我们感觉到压抑和痛苦的时候，学会自我疗愈法尤为重要，只有让内心平静下来，获得放松，才能改变人的情绪，从而让人忘却痛苦和悲伤。

阳阳是一个很孝顺的孩子，尤其是对将她带大的姥姥，可是最近，姥姥突然去世了，这对于阳阳来说简直是晴天霹雳，阳阳知道后，赶回老家，趴在姥姥的坟前哭了整整一天。那一段时间，她特别的不想吃东西，不管啥吃到嘴里都没有味道，身体也一天不如一天。

妈妈看在眼里疼在心里，每天安慰阳阳，但是都不管用，妈妈希望她能尽快的从失去亲人的痛苦中恢复过来。但阳阳好像开始吃什么吐什么，这让妈妈很担心，有一些心理学基础知识的妈妈明白，她的女儿可能抑郁了。不过她知道，女儿未必愿意去看心理医生，所以她打算让女

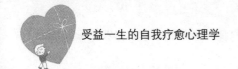

儿自己恢复过来。

一次，她从书店找来一本心理学书籍，书中谈到了抑郁症的自我检测和治疗方法，回来后，妈妈故意把书放到客厅显眼的地方，她知道阳阳最爱看书，平时家里买了什么新书，也是让她第一个过目，在这段特殊的时间里，大概也只有看书，才能让她平静下来，果然，这天回家，阳阳就顺手把书带进了房间。

阳阳很快被书中的故事打动了，她这才明白，原来自己也生病了。按照书中提供的方法，她对自己进行了自我催眠，仿佛有个声音在她耳边呢喃：

"现在，你回到了七八岁的时候，那是春天的一个中午，你和一些小玩伴们来到村后的草地上，阳光温暖、微风和煦，你们决定就在这里午睡，空气好极了，你觉得自己的身体很沉，很沉，你累得不想睁开眼睛，那就不要睁开，睡吧，没有人会打扰你的，就在这儿睡吧……"

不到十分钟的时间，阳阳就进入催眠状态了，然后她看到了这样的场景：一束白光照到她的身体上，她的姥姥走了过来，她告诉阳阳："阳阳，我亲爱的孩子，姥姥去天堂了，我知道你会想念姥姥，姥姥的离去让你很悲伤，然而，你知道吗，姥姥希望的是你能好好地生活、学习，这是姥姥最大的愿望。所以，不要再难过了好吗？姥姥会永远活在你的心里的……"听到这里，阳阳原本紧绷的脸颊开始舒展开了，接着眼角流下了一行眼泪。

过了一会儿，等阳阳自己从催眠状态醒来后，心里舒服了很多，她知道，自己是时候走出伤心的过去了。

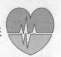

现在的阳阳每次想姥姥的时候，都会去祭拜，但是她再也不会因为姥姥的离去而食不下咽、精神萎靡了。

后来，在妈妈的精心照顾下，阳阳的身体一边比一天好，皮肤一天比一天白，精神也好了很多，经常和妈妈一起去打球和跳舞，看到女儿开心的笑，妈妈心里甭提有多么地高兴了。

故事中的阳阳由于无法接受姥姥离世的打击，陷入了深深的痛苦之中，使得精神受到了严重的刺激。在进行了心理自助之后，她能用正确的心态看待这一事情了，她的身心得到了净化，重新找回了往日的开心快乐。

可见，学会心理自我愈法对于预防和治疗抑郁症有很好的疗效，它能让人镇定、安心，能让人平静下来，能让人理智地思考遇到的重大变故或打击等，能让人从悲痛中看到希望，所以，当人们内心被悲伤占据的时候，心理自愈法能治愈人的心灵创伤，让人重新看到生活的美好和希望，重拾信心、重新出发。

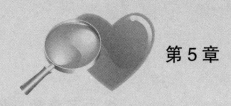

第 5 章

战胜焦虑与恐惧，放松自我，勇敢向前

生活中，我们每个人会遇到各种各样的困难和障碍，为了解决问题，实现自己的目标，就必须克服困难。相信不少人都有遇事紧张的苦恼，严重时还会带来恐惧，形成焦虑。不得不说，如何处理好紧张心理直接影响着我们说话做事的成功与否。针对紧张心理，我们提供了几种"自愈药剂"以供参考。

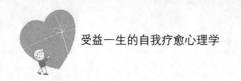

失去了勇敢，你就失去了一切

生活中，我们总是羡慕那些有所成就的人，但我们也不难发现，他们身上都有着一个共同点：从来不逃避问题，不畏惧困难，不逃避恐惧，他们有着无畏的灵魂。无畏是一种杰出的力量，正是靠这种力量，成功者在遇到困境后才能以一种平静的心态把持自己，从而控制自己的怯弱，最终战胜困难，走出困境。

我们可能也会偶尔感到恐惧，我们要明白的是，不正面迎向恐惧，我们就会被恐惧打败。我们先来看看艾森豪威尔将军的一个故事：

一天，艾森豪威尔和平时一样从学校赶回家。在回家的路上，一个和他同岁的但却比他身体粗壮的男孩截住了他，艾森豪威尔不敢反击他，于是，他只好一直逃跑。

回到家以后，他将自己遇到的事告诉了父亲，父亲很生气地说："你为什么要容忍那小子这样欺负你？"

"因为我知道我打不过他。"

"你这是懦弱，去，把那小子赶走。"

有了父亲这句话，艾森豪威尔像得到了特许似的，他立刻跑回去，

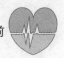

然后孔武有力地把刚才欺负自己的男孩打倒在地，然后正颜厉色地警告他："如果你再找麻烦，我就每天揍你一顿。"

从这件事以后，艾森豪威尔变成了一个勇敢的人。因为他知道，无论遇到什么，都不要退缩，一个人，如果没有勇气，干什么都畏首畏尾，那么，他就不会成为一个杰出的人。

我们也要记住艾森豪威尔的话，因为在困难面前，逃避无济于事，只有正面迎击，困难才会解决。而有时候，你会发现，那些所谓的困难与麻烦只不过是恐惧心理在作怪，每个人的勇气都不是天生的，没有谁是一生下来就充满自信的，只有勇于尝试，才能锻炼出勇气。

其实，很多时候，成功就像攀爬铁索，失败的原因不是智商的低下，也不是力量的单薄，而是威慑于自己的无形障碍，如果我们敢于做自己害怕的事，害怕就必然会消失。

"假如你选择了天空，就不要渴望风和日丽。"我们每个人都要以这句话自勉，不能让恐惧左右自己的心灵。我们很多人都佩服他人的勇气，也在电影中、书中甚至是生活中看到了更多勇敢者的身影，并很容易想像自己勇敢的时候是什么样子。但是当突然需要他们拿出勇气时，他们却有点不知所措，他们其实一点也不勇敢，他们还会因为恐惧而感到恶心。我们甚至可以用"意志薄弱""两腿打颤""脚底发凉"以及"战战兢兢"等词语来描述他们在畏惧时的心态。事实上，我们人生路都需要勇气，但如果因为畏惧而退缩，这才是人生的悲剧。去做你所恐惧的事，这是克服恐惧的一大良方，大多数人在碰到棘手的问题时，只会考虑到事物本身的困难程度，如此自然也就产生了恐惧感，但是一旦

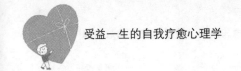

实际着手时，就会发现事情其实比想象中要容易且顺利多了。

不断进取，敢于面对一切困难，努力克服它，战胜它，这是生存的法则。相反，逃避是懦夫的作为，最终只能带来更多的危机。一个人绝对不可在面对恐惧的威胁时，背过身去试图逃避，若是这样做，只会使危险加倍，但是如果立刻面对它毫不退缩，危险便会减半。任何人只要去做他所恐惧的事，并持续地做下去，直到有获得成功的纪录作后盾，他便能克服恐惧。

当今社会，知识和信息更新速度之快，要求我们每个人都敢想敢做，也只有勇者才能事事在先，时时在前，跟进社会，做时代的弄潮儿。如果你不能自己除掉恐惧，那样阴影会跟着你，变成一种逃也逃不了的遗憾，不要因为恐惧失望而害怕尝试，一旦你正面面对恐惧，很多恐惧都会被击破。既然困难不能凭空消失，那就要勇敢去克服！

现实中的恐惧，远比不上想象中的恐惧那么可怕，恐惧是获得胜利的最大障碍，你若失去了勇敢，你就失去了一切。

消除恐惧，不必杞人忧天

有人说过这样的话，人生的冷暖取决于心灵的温度。然而现今社会，忙碌的、紧张的生活让很多人生活在对明天的恐惧中：要是我失业了怎么办？这个月的房贷又该还了，我好像又老了……我们所担忧的问

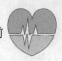

题实在太多了，而这些情绪会一直纠缠着我们，哪有快乐可言。而那些快乐者，他们始终能淡然面对一切，每天都开心地生活。

因此，勇敢的人们，人生路上，无论遇到什么，都不会恐惧。

曾经有这样一个故事：

在美国，有个刚毕业的年轻人，在一次州内的体能筛选中，因为表现良好而被选中，成为了一名军人。

在外人看来，这是一件值得庆幸的事，但他看起来却并不高兴。他的爷爷听说这个好消息后，便大老远从美国的另外一个地方来看他，看到孙子闷闷不乐的，就开导他说："我的乖孙子，我知道你担心什么，其实真没什么可担心的，你到了陆战队，会遇到两个问题，要么是留在内勤部门，要么是分配到外勤部门。如果是内勤部门，那么，你就完全不用担忧了。"

年轻人接过爷爷的话说："那要是我被分配到外勤部门呢？"

爷爷说："同样，如果被分配到外勤部门，你也会遇到两个选择，要么是继续留在美国，要么是分配到国外的军事基地。如果你分配在美国本土，那没什么好担心的嘛。"

年轻人继续问："那么，若是被分配到国外的基地呢？"

爷爷说："那也还有两个可能，要么是被分配到崇尚和平的国家，要么是战火纷飞的海湾地区。如果把你分配到和平友好的国家，那也是值得庆幸的好事呀。"

年轻人又问："爷爷，那要是我不幸被分配到海湾地区呢？"

爷爷说："你同样会有两个可能，要么是留在总部，要么是被派到

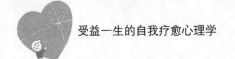

前线去参加作战。如果你被分配到总部，那又有什么需要担心的呢！"

年轻人问："那么，若是我不幸被派往前线作战呢？"

爷爷说："同样，你会遇到两个选择，要么是安全归来，另一个是不幸负伤。假设你能安然无恙地回来，你还担心什么呢？"

年轻人问："那倘若我受伤了呢？"

爷爷说："那也有两个可能，要么是轻伤，要么是身受重伤、危及生命。如果只是受了一点轻伤，而对生命构不成威胁的话，你又何必担心呢？"

年轻人又问："可万一要是身受重伤呢？"

爷爷说："即使身受重伤，也会有两种可能性，要么是有活下来的机会，要么是完全无药可治了。如果尚能保全性命，还担心什么呢？"

年轻人再问："那要是完全救治无效呢？"

爷爷听后哈哈大笑着说："那你人都死了，还有什么可以担心的呢？"

是啊，这位爷爷说得："人都死了，还有什么可担心的呢？"这是对人生的一种大彻大悟。有时候，我们对某件事很担心，但只要我们转念一想，最好的状况莫过于……以这样的心态面对，其实就没有什么可担心的了。

哲学家曾说："世间之恶的四分之三，皆出自恐惧。是恐惧让你对过去经历过的事苦恼，让你惧怕未来即将发生的事。"尼采这句话透露了恐惧的本质，冲破恐惧，靠的是我们自己的心，做到不念过往、不畏将来，我们也就放下了那些烦恼。在这浩瀚无边际的宇宙里，当我们

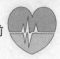

驻足回首展望时，发现原来我们也和所有世人一样，是那么的渺小，甚至比一粒微尘还小。我们甚至还会经历数不清的无奈和遗憾、痛苦和悲伤，但无论如何，我们都要勇敢。

在人生旅途中，很多人担心明天的生活，因此产生了不必要的恐惧，但实际上，这只不过是杞人忧天，我们谁也无法预料到明天，我们所能掌控的只有当下。

承认紧张，不必焦虑

在我们的现实生活中，一些人随着学业、事业的发展，需要经历这样一些场景：升学考试、求职面试、竞聘职位、发表意见等，我们都想发挥得更好，希望有更好的表现，但令不少人感到苦恼的是，人们对于这类考验心理素质的活动都会出现不同程度的紧张感，一些人无法对自己做好心理调节，甚至还会因紧张而搞砸整件事。

其实，紧张是再正常不过的心理，事实上，紧张能使人大脑皮层兴奋、开发潜能，许多专家认为紧张、压力是激发潜能的有利因素，紧张不见得是件坏事，适度紧张不但无害，还会起到积极的作用。以当众讲话为例，适度紧张会让我们重视听众，重视我们的表达方式，不会懈怠。只要你在乎听众，想给听众留下好印象，自然就会重视你的讲话，不会完全放松。事实上，那些有良好表现的人也并未消除紧张感，因为他们明白这样反而会让自己产生一定的动力。

然而，如果紧张变成过度紧张，就需要我们进行调整了，因为它会造成思维停滞、言辞不畅，为此，我们需要把它降低到一定程度，让它成为一种助力而不是阻力。

那么，我们紧张的根源在哪里？既然紧张是人的一种反应式行为，那这种紧张到底是对什么做出的反应呢？

对此，我们不妨先来以生活中的高考为例进行分析：

相信大部分人都经历过高考，高考前一定都特别紧张，这是为什么呢？因为会担心意外情况的发生，万一发挥失常，万一考试那天发烧拉肚子，万一题目超出了自己复习的范围……很多偶然情况可能出现，这样，考试成功的把握就更没有多少了。一旦这种不安感产生，紧张感也会随之而来。然而，不得不说，也有不少人不会担心这一点，这类人有两种：一种是成绩非常好的，比如保送生，他们早就被一些名牌大学钦点，但他们要证明自己的实力，坚持自己考，非北大、清华这类学校不上，因此，他们的把握很大，不会在考试中紧张。还有一种学生，他们的学习成绩很差，深知自己怎么都会考不上，"是妈妈让我考的"，不得不参加。这是连需求都没有的人，还紧张什么呢？ 所以心理学上有一句话"压力总是伴随着需要而产生"，无欲则刚啊，没有需求了，人还有什么担心和害怕的？

从这个分析中，我们大致也可以推出人们在公共场合紧张的原因："有需求，没把握。"由于出现了害怕的感觉，让人产生了紧张，无外乎就是害怕"自我形象不好""怕出丑""怕丢脸""怕没面子"，有了这种害怕心理，才会导致紧张出现。

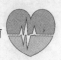

一位美国魅力学校校长都兰博士认为，产生怯场紧张的原因主要有以下几个方面：

1.害怕做得没有想得那么好

比如，如果你需要参加演讲，一些人在演讲之前就为自己设定标准，一定要让听众接受自己的想法，一定要博得听众的掌声，一定要……但如果没有做到怎么办？于是，这种想法导致他们害怕起来，

2.准备得不太充分

无论是考试还是当众说话，临时抱佛脚都会让你产生恐惧的心理。

3.害怕负面评价

这与第一点异曲同工，对结果过早考虑，会给人们带来焦虑感。

4.早期有失败的经历

曾经在众人面前丢脸、考试成绩不理想，要想重拾勇气，确实不易。

5.没有充分进入角色

当然，最后一点，也和前面四点有着不可分割的联系。

了解我们在很多场合下紧张感产生的原因，能帮助我们对症下药，找到具体的解决措施，以减轻紧张给自己带来的负面影响。

看淡结果，减少紧张

生活中的人们，不知你是否有这样的体会：骑车在路上行走，看到前面有棵树，你告诉自己一定要绕过去，但还是莫名其妙地撞上去了；

失眠的晚上，会发现越想睡觉，却愈发睡不着，越是想克制自己不去想任何事情，却越无法停止思考；电影里，一人用刀挟制另外一个人，被挟制的人告诉自己一定不会受伤，但潜意识里已经将注意力放到刀子上了，然后，悲剧真的发生了……同样的情况发生在那些，戒烟瘾和戒网瘾的人身上，越是压抑，则越会反噬！也就是说，如果你从事这件事，你把所有注意力都投入其中，你会发现，越是过分在意结果，越是紧张，结果也就越不尽如人意。

美国斯坦福大学的一项研究也表明，人大脑里的某一图像会像实际情况那样刺激人的神经系统。比如当一个高尔夫球手击球前一再告诉自己"不要把球打进水里"时，他的大脑里往往就会出现"球掉进水里"的情景，而结果往往事与愿违，这时候球大多都会掉进水里。

我们每一个人几乎都有过这样的经历，我们越是专注于某一件事情，越是很难做好。而许多感觉实在难以完成的任务，心里不去想了，以听之任之的心态去对待，往往却又轻而易举地做好了。

为此，我们在从事某件事时，也要调节自己的心态，才能看淡结果，才能减少或者消除紧张感。

很多时候，人们在面对即将发生的事时，总是表现得十分紧张："我们研发部门花了半年的心血研究的产品，要是我给介绍砸了就全完了，怎么对得起他们呀。"事实上，你要明白的是，你可以掌握自己努力的程度，却把握不了最终成绩，患得患失，只会给自己制造遭受挫折的条件。

我们经常听到一句话叫"这件事具有重大的现实意义和深远的历

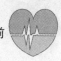

史意义"，形容我们做的事有很重要的意义。我国的"嫦娥"卫星发回第一张月球照片时，看电视报道时就听到了这句话，评论嫦娥工程意义重大而深远。这件事确实意义重大，但我们的发言、讲话有那么大意义吗？往往很多情况只是走个过场和有个形式，所以，下次你觉得正在做的事的意义非常重大时，和"嫦娥"工程比一比，想想你的讲话有那么大的现实意义和深远的历史意义吗？因此，第一点，要客观评价你讲话的作用与意义，把结果看轻而不是盲目放大。

那么，我们该如何转移自己的注意力、避免患得患失的心态呢？

1.摘掉假面具，承认自己的紧张

我们越是想获得成功，越是焦虑，此时，克服的方法是让紧张情绪反过来帮你的忙。心理学家称其为"积极性重构"，即以不同观点来看问题——是从好处看，而不是从坏处看。当你对自己有信心，又具有表达自己感受的勇气时，你就能把自己的焦虑减轻，使之化为力量，从而坚强起来。比如，当你准备开口时，如果你感到紧张，你也可以向听众袒露自己的心态，这样，不但听众会被你的坦诚打动，你的紧张感也会得到排解。如果掩饰自己的感受，只会使气氛更紧张，并且使人看起来很虚伪。

2.专注事情本身，淡化焦虑

如果太注重成功或失败，结果往往会失败。只要你注重事情本身的特点及规律，专心致志地讲好话、最好事，你就会收到意想不到的效果。

当我们能够以一种闲庭信步的心态面对你所从事的事时，你就是一

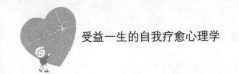

个随心所欲、能控制自己紧张情绪的人了。

过分考虑后果、患得患失的心态只会让紧张加剧，关注过度，就会把结果看得太重，做事就会受到影响。要想克服紧张，首先就要看淡结果、学会淡然面对。

如何克服众人面前说话的紧张感

我们生活中的每个人，都希望得到他人的认同，都希望获得良好的人际关系，这就需要我们在他人面前有良好的表现，把自己最好的一面展示给别人，得到别人的认同和赞赏，才能获得愉悦的人际关系。然而，很多时候，一些人在自我展示——当众发言的过程中因为内心恐惧而给他人带来了负面的印象。在一群人面前说话真的有这么恐怖吗？曾经在美国有一个调查，人类的14种恐惧中，排在第一位的恐惧你知道是什么吗？是当众说话！可能你也有这样的经历，学生时代，你活泼开朗，和同学们打成一片，但只要老师让你上讲台朗诵课文，你就面红耳赤，甚至结结巴巴。爱默生曾经也说："恐惧比其他任何事物都更能击败人类。"即便那些演讲大师，也会紧张，只是在逐渐的努力中，他们克服了恐惧。

美国成人教育家戴尔·卡耐基先生毕生都在训练成人有效地说话，他认为，成人学习当众讲话，最大的障碍便是紧张。他说："我一生几乎都在致力于帮助人们克服登台的恐惧，增强勇气和自信。"

我们都明白，一个人要想在公共场合说话，就要自信满满，而恐惧是良好表达的天敌，一个人在"不敢说"的前提下是"说不好"的，唯有卸下恐惧的包袱，在语言中注入自信的力量，你才能成为一个敢于表达的人。然而，令不少人苦恼的是，人们对于当众讲话都会有不同程度的紧张感，所以，我们一定要突破当众讲话让我们感觉到紧张的心理障碍。

在朋友的眼中，小宇是一个特别自信的女孩。在与别人说话时，她完全像个成熟的小大人一样落落大方、毫不畏惧，每当有人问起"你为什么这么自信"时，小宇都要讲起小时候的故事——从小到大，父母都特别宠爱她，然而，小宇也一直很害羞，家里来了亲戚，她都会躲起来，她一在生人面前说话就脸红。后来，为了帮助女儿克服恐惧，父母鼓励小宇经常在众人面前说话，比如参加社区的少儿才艺比赛，上课时要积极发言，说来也奇怪，过了一段时间后，小宇好像变得自信多了，现在的小宇已经长大成人，而小宇已经在一家知名的文化单位找到了满意的工作，她始终是个特别自信、特别阳光、性格开郎、人缘关系好的女孩。

这里，我们看到了一个害羞的女孩在当众说话的过程中逐渐变得健谈、自信起来。可能有些人会说，我一在众人面前说话就紧张，该怎么克服呢？

1.积极暗示，进而淡化心理压力

你不妨以林肯、丘吉尔这些成功的演讲者为榜样，他们的第一次当众演讲都是因紧张而以失败告终的，并在心里作自我暗示：紧张心

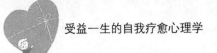

理的产生是必然的，也是不能避免的，我不该害怕，我只要做到认真说话，就一定能说好。抱着这样的心理，你的紧张心理会慢慢缓解下来。

2.不必过多地考虑听者

法拉第不仅是英国著名的物理学家和化学家，也是著名的演说家，他在演讲方面取得的成功，曾使无数青年演讲者钦佩不已。当人们问及法拉第演讲成功的秘诀时，法拉第说："他们（指听众）一无所知。"

当然，这里，法拉第并没有贬低和愚弄听众的意思，他说的这句话是要告诉我们，建立信心，才能成功表达。

事实上，可能很多人在当众说话的时候，过多地考虑了听者的感受，害怕听者能听出自己的小失误，其实，你大可不必有这样的想法，因为，在说话时，谁都可能犯点小错误，没有谁会放在心上。再者，即使讲错了，只要你能随机应变，不动声色地及时调整，听者是听不出来的，何况，即使有人听了出来，也只会暗暗钦佩你的灵活机智，对你会有更高的评价。

3.经常当众发言、有意练习

卡耐基说：当众发言是克服羞怯心理、增强人的自信心、提升热忱的有效突破口。这种办法可以说是克服自卑的最有效的。想一想，你的自卑心理是否多次发生在这样的情况下？你应明白：当众讲话，谁都会害怕，只是程度不同而已，所以你不要放过每次当众发言的机会。

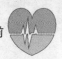

任何人，在众人面前开口前，都要克服自己的恐惧，并学会一些消除恐惧的方法，只有这样，你才能不断消除表达时的恐惧，成为一个会说话、会表达的人。

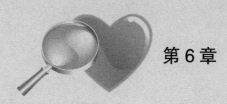

第 6 章

轻松减压，卸下负担，找回健康生活状态

随着社会竞争越来越激烈，身处这个竞争激烈、纷繁复杂的社会环境中，每个人都会感觉到压力。不同程度上的心理压力，会引起人的身心健康问题。轻者会引起一个人心理上的不健全，重者会引起一些重大疾病，由此可见，消除这些心理压力刻不容缓。要想健康的生活和工作，就要学会一些缓解心理压力的自我疗愈方法，从而调节自己的心理，营造一种健康积极的生活状态。

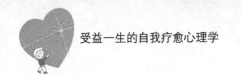

了解压力的根源，学会卸下负担

随着社会竞争的日趋激烈，人们面临的压力越来越大，普遍感觉到生活不快乐，烦躁和痛苦。不堪背负的生活之重往往压得我们喘不过气来，因而在生活中，总能听到周围的人在不停的喊累，但却无法休息下来，生活就是如此，我们无力改变，唯一能做的便是学会卸下身上的重担，从根本上认识压力的渊源，调整好心态，轻松面对未知的每一天。

就像大多数女孩子一样，盈盈在大学毕业后参加工作，每天忙忙碌碌的生活让她过的非常充实。可是，突然有一天，她发现身边的女孩子不是在热恋中，就是已经身为人母了，而28岁的她依旧是一个人，顿时，她感觉压力倍增。更重要的是，父母每天唠叨，也让她很烦，原来总是能一觉到天亮的她开始失眠了。

盈盈不是没有人追，以前她总是觉得自己还小，不是谈婚论嫁的时候，所以从来没有认真去考虑过，即使父母多次要求她的时候，她也总是淡然地说一句"我知道"而敷衍过去。而今比她小好几岁的女孩子都结婚了，环视四周，只有自己是一个人的时候，她觉得是时候该考虑这

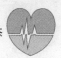

个问题了。

可是，恋爱婚姻这种事情是需要一定的缘分的。她也试着和身边的追求者接触，可是没有一个有那种特别喜欢的感觉。父母开始催促，朋友们也忙着介绍，可是见来见去，没有一个人能给她所想要的那种生活，盈盈烦恼不已，婚姻成为了她的一个大包袱，她的失眠情况也越来越严重。

转眼一年又过去了，29 岁的高龄让盈盈有点不知所措，身边的亲戚朋友也会时不时的询问，每每提及这个话题，盈盈都感觉到痛苦不已。为此，她每天除了上下班之外，几乎很少外出，很少和朋友们聚会，连她最亲最爱的姥姥，她也很少去探望了。

但是，这并没有减轻盈盈的痛苦，她经常整夜睡不着，她反复思考自己为什么不能和别人一样组建家庭。而在家里，妈妈总是在不停地唠叨，还时不时的逼着她跟这个王大妈的儿子相亲，跟那个张阿姨的侄子见面。似乎她是卖不出去的蔬菜一样，再不出售就要过了保质期，为此，她跟妈妈发生了很多次争吵。

盈盈无助地质问自己："这到底是怎么了，难道长大有错吗？"现在的她痛苦不已，满脑子都是恋爱婚姻。下了班不敢回家，不敢见亲戚朋友，恨不得有个地洞钻进去，有时候，她想：要是死了多好，一了百了。

故事中的盈盈从刚开始的失眠到后来的出现轻生想法，原因是大龄的她没找到适合的对象，倍感压力，同时，亲戚朋友的关怀在一定程度上增大了她的压力，再加上来自父母的催促，让她背负不住婚姻给予的

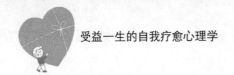

压力。

事实上，现代社会，人人都感到了前所未有的压力，而我们只有学会调节自我，卸下压力，才能轻松生活，那么，究竟如何才能做到呢？

1.要对自己有个清晰的认识

生活中，很多人对自己的认识不清晰，总觉得自己了不起，因而对自己提出了很高的要求，结果自己的能力有限，往往达不到预先的效果，倍感压力，他们因此对自己很失望，很不快乐。不管做什么事情，都要对自己有个清晰的认识，不要对自己有过高的期望，这样你就不会为了让自己满意而背负过重的压力了，否则你只能是在哀怨中对自己失去信心。

2.制订目标要切合实际

小时候我们谈到自己的理想的时候，往往说的越离谱，越能表现你是个有前途的人。可是长大后，你才发现，很多事情并不是自己想的那么回事。因此，给自己定目标的时候，一定要切合实际，千万不要天马行空，好高骛远，否则，你给自己背负了过于沉重的压力，怎么会开心起来？要知道你已经不是抱着理想的小孩子，而是要通过自己的抱负来实现自身价值的成年人了。

3.适当学会调整自己的心态

当你遭遇了失败和挫折之后，一定要调整自己的心态，千万不要在欲望的驱使下，不择手段地去走你不可能走的路。这样，你不但不会快乐，不会开心，甚至还会把自己逼疯。要适当的调整自己的心态，对失败和挫折要有清晰的认识，失败和挫折同时会激发你的斗志，千万不要

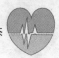

因此而否定自己，你越消沉越对自己失望，你的压力会越大。

4.不必逞强，学会适当向生活和自己妥协

尽管我们在祝愿别人的时候常常说"心想事成"，可是生活毕竟是生活，是不可能让你心想事成的。所以，对于我们来说，如果你心里想的事情根本就没有办法实现，那么不妨适当的向生活妥协，向自己妥协。这样，你少了很多压力，便多了几分轻松和快乐，否则，和生活较劲，最终输掉的还是你自己。

可见，生活本身是美好的，只是我们给予自己太多的纠结，仔细想一想，完全没有这个必要。让自己活的轻松一些不好吗？因而，如果你感到压力太大，不妨了解压力的根源，学会卸下负担。

无法热爱的工作果断辞职

人活于世，任何人，都有自己的喜好，对于工作也是，做自己喜欢的事，才会产生源源不断的热情，才会有所成就。可想而知，始终做着自己无法热爱的工作，这是一种怎样的煎熬？

生活中，相信那些为了薪水而工作却并不热爱工作的人都倍感压力，会对自己的能力产生怀疑、有无用感等，而高度的精神压力甚至有可能导致心理问题乃至心理疾病。为此，专业的心理咨询师给出意见，对于因对工作状态不满意而感到压力大的患者，首先应该调整自己的状态。

小朱现在已经是北京某连锁冰激凌店的老板了，现在的她，事业做得顺风顺水，每天虽然忙碌，却充实又开心。而六年前，她只不过是一家快餐厅的侍应生，她的丈夫小罗也只不过是一名交警。虽然那时候他们每天工作强度都不大，生活也是无忧，但是小朱并不快乐，她有自己的梦想——开一家冰激凌店，她做梦都希望能有自己的事业，那一段时间，她的脑海里总是在琢磨着辞职与否的事，为此，她失眠了，经常连续几天都不能合眼，小罗看得出来妻子的心病，所以他劝妻子辞职。

随后，他们为开冰激凌店做了一些调查工作，但是他们并没有发现合适的机会。

有一次，一个客人来店里吃饭，小朱无意中和他聊了几句，原来，对方是一家名为"酷圣石"的冰激凌店的老板。这引起了小朱的兴趣，经过数次的拜访和调查，她和丈夫一致认为这就是自己长期以来所寻找的机遇，于是，他们便决定冒险投资。

当你进入小朱的这家冰激凌店之后，你会发现，他们工作起来是如此热情洋溢。不论你什么时间去买冰激凌，他们总会有一个人一直守在店里，与此同时，小罗还保留着警察这份职业，但他们确实是在享受自己所做的工作。

小朱的故事告诉我们，一份不适合自己的职业不会为你带来快乐，相反，却很有可能为你带来压力。所以，只有做自己喜欢的事、投资自己热爱的事业，才会收获快乐，收获财富。

自古以来，无论做什么，兴趣都是孜孜不倦的动力。而很多成就卓著的人士的成功，首先得益于他们充分了解自己的爱好、兴趣，根据自

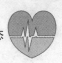

己的特长来进行定位或重新定位。但在对自己进行准确定位前，你需要做的就是果断地放弃自己现在所不擅长的道路。

同样，在现实工作中，我们也只有热爱一份工作，才有动力，即便劳累一天，也内心坦然、睡得踏实，否则只会感到来自身心的压力，那么，对于工作，我们该怎样选择呢？

1.在选择前，你应该考虑自己的兴趣

有句话说得好"选择你所爱的，爱你所选择的"。为了培养你对工作的热情，首先，在工作前，你应该考虑自己的兴趣。一般情况下，如果你真的不喜欢自己所做的事情，对它缺少积极性，那么这是不值得的，不管你得到的回报有多高，都是不值得的。

2.选择之后，专注于你的工作

有一位画家，举办过上百次画展。在一次朋友聚会上，一位记者问他："你成功的秘诀是什么？"

画家说道："我小的时候，兴趣非常广泛，画画、拉手风琴、游泳样样都学，还必须都得第一才行，这当然是不可能的。于是，我闷闷不乐，心灰意冷，学习成绩一落千丈。父亲知道后，并没有责骂我，晚饭之后，父亲找来一个小漏斗和一捧玉米种子，放在桌子上，告诉我说：'今晚，我想给你做一个实验。'父亲让我双手放在漏斗下面接着，然后捡起一粒种子投到漏斗里面，种子便顺着漏斗漏到了我的手里。父亲投了十几次，我的手中也就有了十几粒种子。然后，父亲一次抓起满满一把玉米粒放到漏斗里面，玉米粒相互挤着，竟一粒也没有掉下来。父亲意味深长地对我说：'这个漏斗代表你，假如你每天都能做好一件

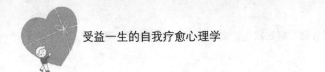

事，每天你就会有一粒种子的收获和快乐，可是，当你想把所有的事情都挤到一起来做，反而连一粒种子也收获不到了。'"

二十多年过去了，画家一直铭记着父亲的教诲："每天做好一件事，坦然微笑地面对生活。"

对一个领域100%的精通，要比对100个领域各精通1%强得多，因此拥有一种专门技巧，要比那种样样不精的多面手更容易成功，以十五分的精力去追求你想得到十分的成果，它会带给我们一些真正意义上的收获。

其实，并不是所有行业都是妙趣横生，甚至无论你做什么，你都要忍受其枯燥乏味，在我们选择好投资领域之后，就要投入精力，要知道，工作都会因为工作环境的一成不变而变得枯燥乏味。可见，一份工作有趣与否，取决于你的看法，对于工作，我们可以做好，也可以做坏，可以高高兴兴和骄傲地做，也可以愁眉苦脸和厌恶地做，如何去做，这完全在于我们。

总之，一份不热爱的工作会为我们带来很多痛苦，尤其是心灵上的，并且，无论做什么事，没有热情的努力是白费的，也是没有效果的，有兴趣你才会热爱，才会珍惜你的时间，把握每一个机会，调动所有的力量去争取出类拔萃的成绩。

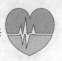

清理心理垃圾，让自己轻松前进

生活中的你，有没有偶尔觉得自己身上的包袱很重或者心里像积压了很多石头？这些都让你觉得喘不过气，在人生的道路上越走越困难。可是假如有一天你放下所有包袱，摒弃掉一切外界的干扰，你就会感到从未有过的轻松。把不必要的包袱扔下，用适当的方法把心里沉积已久的怨气发泄出去，然后一身轻松地继续做该做的事情。

如果能够及时地把自己的不愉快心情发泄出去，就能更快地进入下一阶段的健康快乐的生活。不要压抑自己的不良情绪，如果这种不好的情绪一直在心里残留下去，就像沼气一样能够让人中毒，这会给人在心理上形成内在的巨大压力。

热气球想飞得更高就要抛弃更多沙袋，风浪中的船想航行得更远，也要把笨重的货物扔掉。我们有很多负重的情感，很多情况下舍不得放弃，可是只有把消极的情感扔掉，生活才会更加美好。

的确，如果我们总是停留在过去的成就、荣耀中，那么，便不能以虚心的心态去求知，便总是驻足不前。因此，如果你想让自己的内心变为更为强大宽广，想在人生路上继续前进，那么，你就必须懂得放下的智慧，放下过去的兴衰荣辱，以空杯心态面对未来。

当然，"空杯心态"并不是一味地否定过去，而是要怀着否定或者说放空过去的一种态度，去融入新的环境，对待新的工作，新的事物。永远不要把过去当回事，永远要从现在开始，进行全面的超越！当"归零"成为一种常态，一种延续，一种不断要做的事情时，你也就完成了

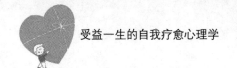

人生的全面超越。

从前，有一只知了，一天，它看到了一只大雁翱翔在天空中，心生羡慕，于是，它很虔诚地请求大雁教它飞翔的技术，大雁也很爽快地答应了。

然而，飞翔并不是一件容易的事，知了害怕吃苦，在大雁教它的时候，它总是不认真学习，一会儿看看这个，一会儿玩玩那个，大雁很认真地传授技巧，但是它却不耐烦："知了！知了！"大雁让它试飞几次，它也很不耐烦地应付大雁："知了！知了！"

很快，秋天到了，大雁要到南方去了。知了也很想离开寒冷的北方，希望能跟大雁一起去避寒，但是无论它怎么扑腾着翅膀，也飞不起来。

这时候，知了看着已经翱翔于天际的大雁，心里十分懊悔当初没有认真学习和努力练习，可是一切已经晚矣，它只好叹息道：迟了！迟了！

其实，在我们生活的周围，有多少这样的"知了"，就有多少这样的"迟了"。他们取得一点点的成绩之后，就自我满足，被过去的成绩束缚住成长、进步的脚步，于是，他们安于现状，固步自封，坐失良机。圣经《箴言》中说："没有远见的地方，人们就会灭亡。"而获得远见卓识就要靠持续地学习和不断地进步。

也许，你会问，我们的心灵里会有什么垃圾呢？对曾经成功的、过时的褒奖、短暂的胜利，过期的佳绩的迷恋，当然，还有失望、痛苦、猜忌、纷争……清空就是把自己当人看，既然是人就有人的样式，有自

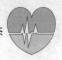

己的优点更要正视自己的缺点。你的优点可以促使你成功，缺点又何尝不会让你在平淡乏味的生活中体会意外的精彩？清空心灵垃圾是我们拥有好心态的关键。有了好的心态，才能让我们更彻底地认识自己，挑战自己，为新知识、新能力的进入留出空间，保证自己的知识与能力总是最新，才能永远在学习，永远在进步，永远保持身心的活力。

累了，就好好睡一觉

我们都知道，快乐的心情可以成为事业和生活的动力，而恶劣的情绪则会影响身心的健康。然而，现代社会，人们为了生活，四处奔波，工作和生活的压力常常使得我们喘不过气来，人们急切地希望寻找到一种能帮助自己减压的方法。于是，市场上各种付费方法就应运而生。诸如，维生素药剂，各种放松疗法等，我们不能否定这些疗法的功效，但最好的养生方式是睡觉。

哲学家尼采曾说过这样一段话："当你产生自我厌烦情绪时，当你开始厌烦周围的一切时，当你做什么都感到疲惫不堪时，你该做什么来调整自己呢？赌博？宗教？时兴的放松疗法？维生素药剂？旅行？饮酒？不！好好吃个饱饭，然后再睡个饱觉，比平时多睡一会儿，这才是最好的方法。当你醒来、睁开眼睛后，你会发现自己焕然一新，充满力量。"

这里，尼采阐述的最好的减压方法就是睡觉。尼采的观点是，当我们感到身心俱疲时，给自己多一点时间睡觉，我们就能快速恢复、获得力量。这是因为，在睡眠期间，人体各脏器会合成一种能量物质，以供活动时用，由于体温、心率、血压下降，部分内分泌减少，使基础代谢率降低，也能使体力得以恢复。

那么，人为什么要睡觉？几乎每个人在忙碌了一天之后，都要香香地睡上一觉。当然也有活了一辈子不睡觉的人，但那是极个别的。人要睡觉是一种生理反应，是大脑神经活动的一部分，是大脑皮质内神经细胞兴奋之后产生了抑制的结果。当抑制作用在大脑皮质内占优势的时候，人就会睡觉。人们在生活中，有工作，有休息，在神经活动中，有兴奋，有抑制。抑制是为了保护神经细胞，以便让它重新兴奋，让人们继续工作。

可以说，良好的睡眠将使大脑受益，关于睡眠与其他有感知的技能的关系仍在继续着。德国卢比克大学的JanBorn和他的同事们曾经做过一项研究，研究表明了为什么睡眠往往给人们带来比较好的结果。被研究的对象有106名，他们让这些人通过从事一项简单却十分枯燥的活动，把一连串数字转换为另外一串，而这些人不知道的是在这当中有个隐藏的计算诀窍，能让他们大大缩短反应时间。而夜间良好的睡眠将参与者发现这种诀窍的几率从23%提高到了59%，可见，睡眠是非常重要的。

高品质的睡眠是抵抗疾病的第一道"防线"。据德国《经济周刊》日前报道，缺乏睡眠会扰乱人体的激素分泌，若长期睡眠不足4小时，人的抵抗力会下降，还会加速衰老、增加体重，而哪怕只是20分钟的小睡，也能让你像加满油的汽车一样动力十足。法国卫生经济管理研究中

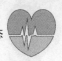

心的维尔日妮·戈代凯雷所做的一项调查表明，缺乏睡眠者平均每年在家休病假5.8天，而睡眠充足者仅有2.4天，前者给企业造成的损失约为后者的3倍。

接下来，我们总结一下睡眠的好处：

（1）睡眠有利心脏健康。研究人员对居住在希腊的23681人进行了调查，结果显示，一周内至少有三次30分钟午睡的人患心脏病的风险降低了37%。此外，难治性高血压、糖尿病等，也都与睡眠密切相关。

（2）适当"多睡"是一味治病良药。在医院里，总能听到医生嘱咐病人要好好休息，俗话说"七分调养三分治"，睡眠是这七分调养中最重要的内容了。这是因为，当机体受到感染时，会产生与睡眠有关的化合物——胞壁酸，它除了诱发睡眠外，还可增强抵抗力，促进免疫蛋白的产生，因此睡眠好的患者病情痊愈也快。举例来说，高血压患者每天要保证7—8个小时的睡眠，老年人可适当减少至6～7个小时；对心脑血管患者来说，中午小睡30～60分钟，可以降低脑出血发生的几率。

（3）睡得好，能让你更聪明。在睡眠状态下，脑细胞能量得到贮存，大脑耗氧量开始减少，醒后人的大脑思路开阔，思维敏捷，记忆力增强。德国睡眠科学家在英国《自然》杂志上撰文指出，好的睡眠质量还能增强创作灵感。

（4）睡眠可以减压。研究表明，睡眠可以降低体内压力激素的分泌。每当感到压力大的时候，即使打个小盹，也能让你迅速释放压力，提高工作效率。

（5）睡眠是最便捷、省钱的美容方式。人睡着时，皮肤血管完全开

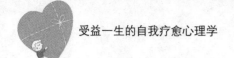

放，血液充分到达皮肤，进行自身修复和细胞更新，从而起到延缓皮肤衰老的作用。睡眠不足还会导致肥胖，药物减肥远不如睡个好觉更有效。

（6）睡眠还能延长寿命。正常人在睡眠时分泌的生长激素是白天的5～7倍。美国一项针对100万人、长达6年的追踪调查表明，每天睡眠不足4小时的人死亡率高出正常人180%，而充足的睡眠有利于延长人的寿命。

总之，睡眠可以消除身体疲劳。在身体状态不佳时，美美地睡上一觉，体力和精力很快会得到恢复。

找人倾诉，排解烦恼

上海某学院一栋宿舍楼发生火灾，其中该学院的4名女生在惊慌中跳楼逃生，不幸身亡。幸存下来的学生中，有些人感觉到每天都生活得提心吊胆，心里留下了很大的阴影，不得不回家"疗伤"。

正如心理学家指出的，每个人都应该学习一些有效的心理减压方法。这样做，不但能够减轻这些不良事件对当事人的心理伤害程度，而且还可以帮助我们身边的人更好地处理这些不良事件，何乐而不为呢？

在工作生活中，当你遇到各种压力时，感觉自己承受着过大的心理压力时，那就不妨试试倾诉法。心理学家认为正确适当地倾诉自己的烦恼，可以帮助我们宣泄内心的压力，但值得注意的是，要注意自己的方式和方法，否则会造成新的人际关系问题，从而带来新的烦恼，因此，

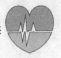

在运用这种方法时，要注意以下几点：

1.交几个知心朋友

"千里难寻是朋友，朋友多了路好走""朋友是己成功的阶梯""朋友是人生中宝贵的财富"这些话都说明了朋友对人们的重要性，也说明了人们对友情的渴望。两个亲密的朋友会无话不谈，即使是在很远的地方也能够感觉到彼此之间的存在，会互相帮助，共同成长，这样的朋友对自己有益无害。打个比方说，当你不小心割伤了手指时，你一定会立刻找创口贴，当你在心里遇到什么不开心的事情的时候，你肯定是需要有人在旁边支持你，给你打气。要很好的处理好压力，那你必须要有强大的"后备力量"。也就是说，我们只有具备几个可以掏心掏肺的知己，才能在需要他们时，让他们挺身而出。

事实上，日常生活中也充满了交友的机会。例如在每天上班搭乘的公车里、在图书馆中、在公园中遛狗时……我们经常可以在合适的时刻与人交谈，若有机会（例如两人每天上班必须搭同一班车），双方就可以进一步成为朋友。即使没有机会，一个微笑、一句问候的话，都可以带给自己和别人一些温暖，让这世界变得美好些。

2.注意选择倾诉的对象

当我们感觉到自己内心承受着一定压力时，要学会适当的倾诉，但是在选择这种方式时，一定要注意自己所选择的对象。有些时候造成我们内心压力的是一些不能向外人倾诉的隐私问题，因此，这就要求我们选择一些能够替自己严守秘密的朋友，可以是同性也可以是异性，但前提是能够确保这些东西不会被泄露出去。只有选择对了倾诉对象，才不

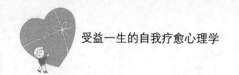

会给你以后的生活增添新的烦恼。

随着社会的发展，人与人之间的关系变化异常紧张，多数人会选择不认识的人作为自己的倾诉对象，比如，在网上对网友倾诉等。这种方式既可以有效地释放自己内心的压力，又不会担心日后自己所说的话，对自己造成不利的影响。

3.倾诉的频率

在选择倾诉对象的问题上，有些人不喜欢选择陌生人，他们往往会选择一些自认为比较亲密的人。不管选择什么样的人，都需要注意自己的倾诉频率，不能太过于频繁，如果你经常在某人耳跟前唠叨同一个问题的话，会给人心理上带来厌烦的感觉，可能前几遍别人会认真对待，再往下讲的话，对方也只能抱着敷衍的态度，更有甚者会引发双方关系紧张，为自己带来新的心理负担。

4.主动调整自己的不良情绪

当你向他人倾诉自己的烦恼与压力时，面对着对方的开解与安慰要主动调整自己的思维方式，顺着开解者的思维思考问题。俗话说，旁观者清，当你身陷谜团的时候，你可能无法全面了解当前的情形，因而内心会出现这样那样的困惑，所以当你把内心的愤懑之情宣泄出来以后，学会接纳别人的意见和建议，效果就会更加明显。

面对来自于工作和生活中的压力，我们只有学会积极主动地化解内心所承受的压力，才能保证身心的健康发展，从而为自己创造高质量的生活。如果你还在为一些事情感到心烦意乱，那么就大胆把内心的苦恼说出来吧，相信一定会有一个好心情来面对以后的工作和生活。

静下心来，反省一下你的生活方式

现代社会，随着生活节奏的加快，竞争的日趋激烈，压力越来越大，人们穿梭于闹市之间，面临生活中的许多危机，以至于无法平静自己的内心，甚至有些人难以调适自己的内心而产生心理问题，长此以往的消极应对及负面情绪会使个体出现诸如焦虑、抑郁、神经衰弱、轻度狂躁等心理疾患，不但影响自己的生活、工作，也会对家人造成不必要的"伤害"。

对此，你不妨静下心来反省一下你的生活方式，要知道，只有独处的时候，我们才更接近自己的灵魂，从而帮助我们认识到另外一个自己，这是信仰的开始，是省悟的开始。反省，给自己一个舒缓神经的机会，这样，我们才能收拾好心情继续上路。

随着生活节奏越来越快，竞争越来越激烈，人们的压力也越来越大，然而，假如不能很好地认识自己，不知道自己真正追求的是什么，不知道人生的目标，那么，就很容易迷失自己，为了避免上述种种情况的发生，我们每一个人都应该正确地认识自己，意识到每个人都有自己的长处和短处，都有自己拥有的而别人却没有的东西，都有属于自己的幸福。只有这样，我们才能以平静的心态坦然地面对生活。

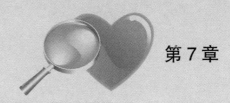

第 7 章

自我肯定，走出迷茫，找到人生方向

　　有人说，生命就像一个万花筒，千变万化，很多时候，我们不能改变天气，但能改变心情；不能改变厄运，但能拥有积极的心态。其实，生命总是美好的，不管遇到的是什么，心态最重要，不骄不躁、不卑不亢、勇敢坚定、自信自强、实事求是，始终以平和的心态面对，你就会发现，生活和命运并不能改变我们的人生，因为我们的命运掌握在自己手中，正如我们的心不能被人拿走一样，积极乐观地面对、诚实踏实地生活，你的万花筒每天都会给你带来不一样的精彩！

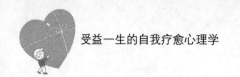

克制自己，做自己行为的主人

生活中，我们每个人都知道，任何人，都不是完美的，我们最大的敌人是自己，只有能够战胜自我的人，才是真正的强者。哲学家尼采曾说过这样一句话：听过"自制力"这个词，并不代表你就能真正做到自制，自制需要你拿出实际行动，更需要你从小事做起。每天克制一件小事，做自己行为的主人。

在尼采看来，自制就是控制自我，也就是要控制内心的欲望，抵制诱惑，要掌控自己的行为，成为自己行为的主人。并且，尼采认为，自制绝不能光靠嘴上说说，要拿出实际行动来，一个人在小事上做不到自制，就不可能做成大事。

事实上，古往今来，凡是成功人士，他们往往具有一个共同特质：善于自律，以达到某种目标。如德国音乐家巴赫在童年时期为了去汉堡听一位管风琴大师的演奏，曾多次步行90多里，他之所以能坚持这么长的时间，第一是因为他热爱音乐，第二就是他具有超强的自控力。越王勾践卧薪尝胆的故事早已是家喻户晓，他能够一雪前耻灭掉吴国，除了

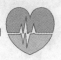

他心中强烈的复仇意愿之外还有他令人钦佩的自控力。

生活中，一些人之所以做了不该做的事，就是因为自制力不够，抵挡不住诱惑，因此做了不该做的事。可见，我们每一个人，都应该认识到自控心理对于人生发展的重要性，只有坚决地约束自己、战胜自己，最终才能战胜困难，取得成功。

保罗·盖蒂是美国的石油大亨，一生赚下无数的财富，但谁也没想到的是，他曾经是个大烟鬼，烟抽得很凶。

曾经有一次，天黑了，他只好留宿在当时一个小城市的旅馆中，这天夜里，他怎么也无法入睡，因为他的烟瘾犯了，他想找一根烟抽，但他摸了摸上衣的口袋，发现是空的。他从床上站起来，想在自己的外套口袋或者公文包中找一根烟来解决问题，但是无论他怎么找，都没有找到，他心想，外面的商店、酒吧等地方总有吧，于是，他穿上了衣服，准备出门，因为没有烟的滋味很难受，越是得不到，就越是想要，他当时就是很想抽烟。

就在盖蒂穿好衣服准备出门，伸手去拿雨衣的时候，他突然停住了。他问自己：我这是在干什么？

盖蒂站在门口想，一个应该算的上相当成功的商人，竟然在半夜要冒雨，走几条街去买一盒烟？没多会儿，盖蒂下定了决心，把那个空烟盒揉成一团扔进了纸篓，脱下衣服换上睡衣回到了床上，带着一种解脱甚至是胜利的感觉，几分钟就进入了梦乡。

从此以后，保罗·盖蒂再也没有拿起过香烟，当然他的事业越做越大，成为世界顶尖富豪之一。

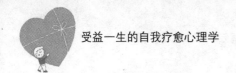

这里，我们看到了一个真正的强者，他懂得约束自己的行为，懂得为自己的所作所为负责。这样的人必定能在人生道路上把握好自己的命运，不会为得失越轨翻车。

我们听过这样一句话"上帝要毁灭一个人，必先使他疯狂。"这句话的意思是，一个人，一旦失去自制力后，那么，他距离灭亡也不远了。的确，一个人连自己的行为也不能控制，又怎么能做到以强烈的力量去影响他人，获得成功呢？

那么，我们该如何培养自己的自我控制的能力呢？

1.结果比较法

你可以借鉴那些自制力强的成功者的思维方式，比如，你可以先静心，然后多分析分析事情的前因后果：如果多花些时间在学习和工作上，会取得什么样的结果，而如果把时间浪费在吃喝玩乐上，又会怎样？进行前后的对比，你就能明白什么会带来真正的快乐，什么是长久的痛苦了。比较之下，你就能看到事情的不同面和不同结果，自然也就知道现下的自己该做什么了。

2.强者刺激法

这种方法，需要你首先选定几个在你看来是成功的人，比如，众所周知的比尔·盖茨，戴尔·卡耐基，松下幸之助，李嘉诚，李政道……当然，你也可以选择你身边那些你敬佩的人，你可以了解并学习一下他们是怎么勤奋工作学习的。有了行为样本，你就会想到那些人正在干什么，你也就可以自觉取舍了。

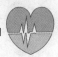

3.行为惯性法

比如你可以给自己划定一个比较容易拿得出的固定的时间，规定在这个固定的时间内，只能做哪些事情。例如每天晚上十一点（睡觉前），喝一杯牛奶，这是很容易做到的，你的头脑会渐渐地变得愿意执行任务。在习惯之后，你再逐步加入一些难度大的任务，当一切形成习惯之后，自制力也就随之形成了。

总之，失去控制的人生最终会使你失败。唯有自制的人，才能抵制诱惑，有效地控制自身，把握好自我发展的主动权，驾驭自我，一个人除非能够控制自我，否则他将无法成功。

学会自己做决定，掌控自己的命运

每个人从呱呱坠地开始，就面临着很多选择：小到吃什么、穿什么颜色的衣服，大到学业、人生的走向。人们总是站在选择的十字路口，踌躇着朝哪个方向前进，这个时候，就是需要人们内心做决定的时候。在决定自己要做什么的时候，人们通常在十字路口徘徊不定，家人的建议、朋友的劝告，还有自己内心的不确定，使得人们迟迟做不了决定，甚至害怕自己做决定，凡事都希望别人拿主意。于是乎，人们总是徘徊在出发点的门前，将犹豫埋藏一直伴随成年，或许是担心失败时自己不能能言善辩，亦或许是面对失落感无法气定神闲，又或者是决定错误时无法承担后果。但是，在生活、工作中，我们要学会自己做决定，更要

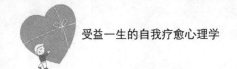
勇于做决定。

1973年，盖茨考进了哈佛大学，在哈佛的时候，盖茨为第一台微型计算机——MITS Altair开发了BASIC编程语言的一个版本。

在大学三年级的时候，盖茨毅然决定退学，他离开了哈佛并把全部精力投入到他与孩提时代的好友Paul Allen在1975年创建的微软公司中。在计算机将成为每个家庭、每个办公室中最重要的工具这样的信念引导下，他们开始为个人计算机开发软件。盖茨的远见卓识以及他对个人计算机的先见之明成为微软和软件产业成功的关键。在盖茨的领导下，微软持续地改进软件技术，使软件更加易于使用，更省钱和更富于乐趣。

1995年到2007年的《福布斯》全球亿万富翁排行榜中，比尔·盖茨连续13年蝉联世界首富。

如果比尔·盖茨当时没有做出退学的决定，那么现在他可能只是一个哈佛大学的毕业生，而不是作为一个世界首富出现在世界《福布斯》榜上。正是因为他在人生选择的十字路口，勇于自己做出决定，并愿意为自己做出的决定承担责任，所以才获得了巨大的成功。当然，每一个选择的背后都有一个需要被承担的后果，比尔·盖茨也会想到自己的选择有可能的后果，但是在选择的时候，他还是勇敢地做出退学的决定。

没有任何其他的方法可以帮助你改变自己，除非你勇于决定你自己，你或许有过一段时间的失败或痛苦，但这并不表示你的未来没有希望，只要我们对自己负起责任，不把决定权交给别人。

在每一个选择的十字路口，你可以选择真正属于你自己的命运，只

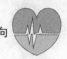

要你愿意，你的人生完全可以自己做主。你可以选择一切，包括你的心情，你的快乐，你的爱情，你的事业，你的朋友。

信念，让梦想成为现实

也许在我们每个人的心中，都希望自己能拥有完美的终身事业，当然，最终结果却并非如此，当你问他们为什么没有达到自己的梦想时，他们又能找出一大堆原因，但其实，这都是他们的借口而已，最为根本的原因只不过是信念，是因为他们的信念易于改变。

行为和情感都是源于信念，而要想根除促成情感和行为产生的信念，就要问自己根除它的原因。对于那些你认为没有做到的事，为什么不问问自己为什么呢？其实，只要细想，你就知道，你认为的"不可能"，都是在自欺欺人而已，你低估了自己的能力，只要你懂得扭转内心那些阻碍进取的信念，就能变消极为积极，实现自己的目标。

在强有力的信念之下，是能带来奇迹的，信念能使人们的力量倍增，如果失去信念，我们将一事无成。所以，当我们遇到困难时，要在心中建立一个成功的信念，这样，我们就能努力找到事情的光明面，然后用乐观的态度去寻找方法，将困难解决。

世界酒店大王希尔顿，用少量资本创业起家，有人问他成功的秘诀，他说："信心。"

美国前总统里根在接受《成功》杂志采访时说："创业者若抱有无

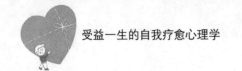

比的自信心，就可以缔造一个美好的未来。"

生活中的每一个人，都要有成功的强烈的愿望，那么，你也会让他人更容易相信你的能力，因而也会得到更多的锻炼机会，你会更容易成为一个有能力的人。

在很多渴望成功的人眼里，石油大王洛克菲勒也是他们学习的榜样。他从一无所有到拥有现在的商业帝国堪称一个传奇，但事实上，这却是他持之以恒、积极奋斗的回报，是命运之神对他艰苦付出的奖赏。他曾经对自己的儿子说过这样一句话："我们的命运由我们的行动决定，而绝非完全由我们的出生决定。"生活中的我们也需要记住，一个人的命运如何，是掌握在自己手里的，出身只能决定我们的起点，不能决定我们的终点，对此，洛克菲勒的人生轨迹可以加以证明：

幼年时的他就开始随着父母过着动荡不安的生活，他们总是搬迁。到他11岁时，父亲因一桩诉讼案而出逃，此后，年仅11岁的洛克菲勒就担起了家里生活的重担。

后来，对知识的渴望，让他在商业专科学校学习了3个月，在学会了会计和银行学之后，就辍学了。

出了学校的洛克菲勒，刚开始在休伊特·塔特尔公司做会计助理。在工作中，他始终不忘学习，每次，当休伊特和塔特尔讨论有关出纳的问题时，洛克菲勒总是认真倾听，从中汲取知识。另外，洛克菲勒在这家公司从业期间，为公司带来不少效益，赢得了老板的赏识。

洛克菲勒很细心，每次在公司交水电费的时候，洛克菲勒都要逐项核查后才付款。而老板只看总金额，这很快就让洛克菲勒取得了老板的

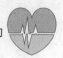

信任。

又有一次，公司高价购买的大理石有瑕疵，洛克菲勒巧妙地为公司索回赔偿，休伊特很欣赏他，就给他加了薪。

后来，洛克菲勒从一则新闻报道中得知由于气候原因英国农作物大面积减产，于是他建议老板大量收购粮食和火腿，老板听从了他的建议。公司因此而获取了巨额的利润。

成绩斐然的洛克菲勒要求加薪，遭到了休威的拒绝，于是，洛克菲勒离开公司决定创业。洛克菲勒只有800元，而创办一家谷物牧草经纪公司至少也得4000元。于是他和克拉克合伙创业，每人各出2000元，洛克菲勒想办法又筹集了1200元，才凑够了2000元。这一年，美国中西部遭受了霜灾，农民要求以来年的谷物作抵押，请求洛克菲勒的公司为他们支付定金。公司没有那么多资金，洛克菲勒便从银行贷款，满足了农民的需要。经过一年的苦心经营，获利4000美元。

而如今，洛克菲勒中心的53层摩天大楼坐落在美国纽约第五大道上，这里也是标准石油公司的所在地。标准石油公司创立之初（1870年）仅有5个人，而今天该公司拥有股东30万，油轮500多艘，年收入已达五六百亿美元，可以说，这里的一举一动牵动着国际石油市场的每一根神经。

洛克菲勒的人生就是从一个周薪只有5元钱的簿记员开始的，但经由不懈地奋斗却建立了一个令人艳羡的石油王国。洛克菲勒的成功并不是一个神话，他只是更懂得运用行动和智慧来经营人生，他有一双发现机会的慧眼。他从为别人打工开始，就显示出了与众不同的智慧。

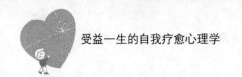
这个真实的故事再次使我们坚信：一个人的内心中如果在年轻时就树立一个目标，并坚持不懈地为之努力，那么，他一定会是一位成功的人。

的确，人的潜力是无穷的，如果你对自己有足够的信心，就会发现自己原来拥有这样的潜力，原来自己可以做到许多事情，如果你想有个辉煌的人生，那就把自己扮演成你心里所想的那个人，让一个积极向上的自我形象时时伴随着自己。

总之，信念是一种无坚不摧的力量，当你坚信自己能成功时，你必能成功，许多人一事无成，就是因为他们低估了自己的能力，妄自菲薄，以至于缩小了自己的成就，信心能使人产生勇气，成功的契机，是建立自己的信心和勇气，以信心克服所有的障碍。

充满自信，肯定自己的能力

每个人都希望得到别人的认同与肯定，但是，在别人肯定你之前，你要先肯定你自己。肯定你自己的能力，这是通往成功路上的一个保证，如果你把自己都否定了，那么别人凭什么来肯定你呢？不管在任何时候，都要充满自信，肯定自己的能力，只有这样，你才会获得成功。

发明家爱迪生曾经长时间专注于一项发明，对此，一位记者不解地问："爱迪生先生，到目前为止，你已经失败了一万次了，您是怎么想的？"

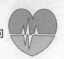

爱迪生回答说："年轻人，我不得不更正一下你的观点，我并不是失败了一万次，而是发现了一万种行不通的方法。"

正是怀着这份自信，爱迪生最后成功了：在发明电灯时，他尝试了一万四千种方法，尽管这些方法一直行不通，但他没有放弃，而是一直做下去，直到发现了一种可行的方法为止。

我们在生活中、工作中有时候会发现一些错误，或许某些权威让我们觉得这些错误是不适当的，这时候，我们不能肯定自己辨别错误的能力，并且开始怀疑自己的能力，导致我们不敢大胆地指出错误，其实在这个时候，我们就更应该肯定自己，而不是怀疑自己的辨别能力。

在一所音乐学院的练习室里，走进来一位学生，而钢琴上摆放着一本全新的乐谱。

拿到乐谱，这位学生看了看，然后自言自语："难度太大了……"他顿时觉得信心全无。要知道，这样的事已经持续三个月了，不知道教授到底在想什么，为什么要这么折磨他，他定了定神，决定还是硬着头皮上，他开始用自己的十指奋战、奋战、奋战……琴音盖住了教室外面教授走来的脚步声。

指导教授是个极其有名的音乐大师，他第一次为学生上课时，就给他拿来一份乐谱，然后告诉他："试试看吧！"他说。乐谱的难度并不是音乐系的新生能驾驭的，所以，学生弹得很生硬、错误百出。下课时，他都会说："还不成熟，回去好好练习！"

学生练习了一个星期，第二周上课时正准备让教授验收，没想到教授又给了他一份难度更高的乐谱，"试试看吧！"上星期的课教授也没

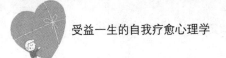
提，学生再次挣扎于更高难度的技巧挑战。

到了第三周，教授又给他一个更高难度的乐谱，这样的情形持续着，学生每次在课堂上都被一份新的乐谱所困忧，然后把它带回去练习，接着再回到课堂上，重新面临两倍难度的乐谱，却怎么样都追不上进度，一点也没有因为上周的练习而有驾轻就熟的感觉，学生感到越来越不安、沮丧和气馁。教授走进练习室，学生再也忍不住了，他必须向钢琴大师提出这三个月来为何不断折磨自己的质疑。

教授没开口，他将最早的那份乐谱拿出来，然后递给学生。"弹奏吧！"他的眼光中充满了坚定，然而，不可思议的事情发生了，连学生自己都惊讶万分，这首曲子竟能被他弹得如此美妙，接下来，教授又让学生弹奏第二次上课时的高难度乐谱，然而，学生依然呈现出了超高的水准……演奏结束后，学生怔怔地望着老师，说不出话来。

对于学生的疑问，教授说："我知道你有擅长的部分，但如果我一直让你演奏这个部分，可能你现在还在练习最初的那个最简单的乐谱，怎么会有现在的水准呢……"

从这个故事中，我们发现，我们原以为自己只习惯在自己熟悉的领域表现自己的能力并驾轻就熟，而事实上，如果我们自信一点，并将那些压力转化为动力，那么，我们便能挖掘出无限的潜力，甚至可以超水平发挥！

总之，肯定自己就是相信自己，每个人的能力都是一定的，如果你认定自己是一个有能力的、有才华的人，那么你就会发挥出你的一切天赋；相反你否定自己，认为自己是个"窝囊废"或者"疯子"，那么你

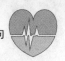

就会觉得自己一无是处，根本发挥不出任何优势。事实上，只要一点点肯定自己，就会获得别人加倍的认可，这样你就会离成功越来越近。

找到目标，让行动更有方向

在刘易斯·卡罗尔的作品《爱丽丝漫游奇境记》中，有这样一段猫和爱丽丝的对话，十分有趣：

爱丽丝问："请你指点我，我要走哪条路？"

猫问："那要看你想去哪里？"

爱丽丝回答："去哪儿无所谓。"

猫说："那么走哪条路也就无所谓了。"

这一对话寥寥数语，但耐人寻味。任何人，在心中无梦想、无目标的情况下，自己不知道该怎么走前面的路，那么别人也无法帮助你，当自己没有清晰的梦想时，也就没有努力的方向。

曾经在非洲的森林里，有四个探险队员来探险，他们拖着一只沉重的箱子，在森林里跟跄地前进着。眼看他们即将完成任务，就在这时，队长突然病倒了，只能永远地待在森林里，在队员们离开他之前，队长把箱子交给了他们，告诉他们说：请他们出森林后，把箱子交给一位朋友，他们会得到比黄金重要的东西。

三名队员答应了请求，扛着箱子上路了，前面的路很泥泞，很难走，他们有很多次想放弃，但为了得到比黄金更重要的东西，便拼命走

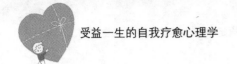

着。终于有一天，他们走出了无边的绿色，把这只沉重的箱子拿给了队长的朋友，可那位朋友却表示一无所知。结果他们打开箱子一看，里面全是木头，根本没有比黄金贵重的东西，也许那些木头一文不值。

难道他们真的什么都没有得到吗？不，他们得到了一个比金子贵重的东西——生命。如果没有队长的话鼓励他们，他们就没有了目标，他们就不会去为之奋斗。从这里，我们可以看到目标在我们追求理想的过程中的指引作用！

同样，追求梦想的过程也不是一帆风顺的，无数成功者为着自己的理想和事业，竭尽全力。

而实际上，生活中，很多人因为无法承担追求梦想带来的困难和痛苦，就选择追求安稳的生活，每天两点一线，上班、回家，回家、上班，逐渐对梦想失去激情，而当他们看到他人风光无限或是衣食富足时，又嫉妒得要命。天上不会掉馅饼，即使掉了也不一定会砸到你的头上，凡事有因才有果，你付出了才能有回报，甘于现状、不思进取却又希望富贵发达，这就是"白日做梦"。

我们每个人都应该明白一个道理，说一尺不如行一寸，也只有行动才能缩短自己与目标之间的距离，只有行动才能把理想变为现实。成功的人都把少说话、多做事奉为行动的准则，通过脚踏实地的行动，达成内心的愿望，但任何行动，如果没有一个明确的指引方向，都是无意义的。

诚然，我们都渴望成功，都有自己的梦想，但梦想并不是参天大树，而是一颗小种子，需要你去播种，去耕耘；梦想不是一片沃土，而

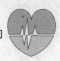

是一片莽荒之地，需要你在上面栽种上绿色。如果你要想成为社会的有用之材，你就要"闻鸡起舞"，甚至需要你"笨鸟先飞"；如果你想创作出精神之作，就需要你呕心沥血……梦想的成功是建立在阶段性目标的基础上的，需要以奋斗为基石，如果你要实现你心中的那个梦想，就行动起来吧，去为之努力，为之奋斗，这样你的理想才会实现，才会成为现实。

张弛有度，享受生活的乐趣

每个人都想成功，都想实现自己的理想，但有的人常常做出计划却三天打渔两天晒网，实行计划的时候遇到麻烦，而这个麻烦的起源就是自己。掌控自我是件不容易的事，人性有懒惰的一方面，而我们大多希望自己是自由自在不被束缚的，可是没有条条框框的约束，没有秩序和规律，每个人都无法自由的生存。人们希望不劳而获，可是不付出必然没有所得，所以要克服自己的惰性，才能真正做成一件事情。

有位著名的心理学家蔡格尼在1927年做了一项试验：它将受试者分成两个小组，让这两个组同时做相同的数学题，然后让第一组顺利完成，在第二组做题的中途打断，最后让两组人员同时回忆刚刚做的题目，结果第二组被打断的人回忆的明显比第一组顺利完成的人好。由于第二组成员被打断了做题思路，这种不愉快一直保持在第二组的记忆中，而第一组因为完成了题目，心里留下的是完成的满足感，而不再去

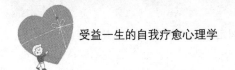

关注具体题目是什么。

这种解答自己未完成的任务并将这些任务深刻留存在记忆中的现象叫做"蔡格尼效应"。

比如在自己写信时写了一半，突然没有了信纸，我们大都会放下笔去买信纸回来接着写，或者如果有一本小说让你爱不释手，你也许会熬夜将这个惊险刺激的故事读完，之所以会有这样的现象，是因为我们天生就有一种做事有头有尾的驱动力在驱使着我们。再如，给你一张图画，画面上有一个带有小缺口的正圆，旁边有一支笔，大多数人都有一种想拿起笔补全这个圆的冲动，这也就是蔡格尼效应的具体表现。

关于这种心理现象，曾有这样一个故事：

有一位爱睡懒觉的大作曲家，妻子常常为叫他起床而头疼，想了很多办法都不奏效。突然有一天，妻子想出一个办法想试一次看是否奏效。她起床后在丈夫的钢琴上弹出了一首曲谱的头三个和弦，然后戛然而止，作曲家对琴声非常敏感，在听了这几个和弦后，辗转反侧，再也睡不下去，最终爬起床来，将这首曲子弹完，而这时他也清醒了，这种驱使他完成整支乐曲的心理让他难以入眠。

我们大多数人都在内心隐藏着一种完成的欲望，如果一件可以完成的事半途而废，就可能心有不甘，难以割舍。这种蔡格尼效应容易使人走入两个极端：一是当一件事未完成时，有些人会出现类似强迫症的心理问题，时刻逼迫自己一定要将这件事完成，不然就什么都做不下去；还有一种人是驱动力不足，当一件事做了一半而被迫中断，这些人很快就会放弃，致使这件事情半途而废，这样的人常常一事无成。

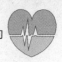

　　这两种人都需要进行一定的调整才能更好地完成自己的事情。

　　驱动力太强的人常常给自己太大的压力，这会使自己的精神紧张，越紧张越不能轻松地完成任务，这类人应该放松自己的心情，调整好工作休息的时间，找到一个相应的平衡点，这样来慢慢进行调整，不必急于一时将工作做完，最重要的是劳逸结合。

　　对于驱动力太弱的人来说，他们常常半途而废，这也许是因为他们信心不足，也许是因为他们没有耐心，而要想做出改变，就必须要先完成一件事情，让这类人感受到完成的喜悦。有位心理医生为这样的人提出过一个建议，他要求这类人面对工作时集中精力工作10分钟，然后休息休息，再集中精力工作下一个10分钟，直到把工作做完为止。

　　不管是在学习、工作还是生活中，都应该学会劳逸结合。不会玩的人就不会学习，工作起来不休息的工作狂最终也坚持不到最后，只有懂得如何休息、如何安排自己的作息时间的人，才是最高效、最成功的人。我们要学会在生活中寻找平衡点，找到这个平衡点，即便我们面临着众多的生存压力，也可以游刃有余地轻松生活，这就要求我们能够自己把握自己的生活。想要生活得如鱼得水，我们可以先找寻生活的平衡点，面对生活的重担，不要给自己太多压力，也不要急功近利，要知道罗马城不是一天就建成的，什么事情都需要一步一步去做，只有学会调节自己的心理，才能享受到生活的乐趣。

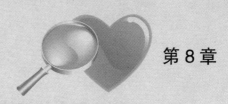

第 8 章

强韧心灵，积极应对来自别人的否定

有人说，人生是一场面对种种困难的"无休止挑战"，也是多事多难的"漫长战役"，这场战役必须由我们每个人自己去打，其他人是无法代替的。若总是缺乏主动性和信心，那么，你的这场人生之战最终会面临失败。的确，我们每个人都要记住，每个人的命运，只能能靠自己设计，靠自己转弯。因此人生路上，当你遇到何种谬见并不重要，别人的非议也不重要，重要的是你要掌握自己的命运，时刻坚信自己，才能战胜灵魂深处的弱点，才能成就强大的自己。

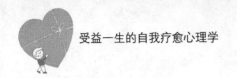

别让别人的情绪，影响你的心情

　　美国夏威夷大学的心理系教授埃莱妮·哈特菲尔德及她的同事经过研究发现，包括喜怒哀乐在内的所有情绪都可以在极短的时间内从一个人身上"感染"给另一个人，这种感染力速度之快甚至超过一眨眼的工夫，而当事人也许并未察觉到这种情绪的蔓延。我们会有这样的体会：如果哪一段时间，你的领导心情不错，你的同事们也都会被感染，大家的默契程度会提高，做起工作来也更得心应手；如果哪一天，领导情绪低落，则大家都不敢说话，工作积极性不高，工作效率也受到情绪的影响。当然，情绪的感染不仅仅在上下级之间这样明显，实际上，关系越密切，越熟悉的人之间，情绪的感染就会越明显。

　　生活中，当我们的亲人、朋友、同事情绪低落时，我们难免也会有所触动，并希望自己能安慰对方，但无论如何，我们都不要被对方的消极情绪感染。

　　以前，一天下午，一个在日本学习武功的美国人在地铁里遇见一位滋事挑衅的醉汉，车厢中的乘客都敢怒不敢言。他见醉汉实在太过分，

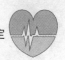

准备好好教训一下这个家伙，醉汉见后，立即朝他吼道："哟呵！一个外国佬，今天就叫你见识见识日本功夫！"说罢，摩拳擦掌地准备出击。

这时，一位和蔼的日本老人朝醉汉招了招手，醉汉骂骂咧咧地过去了。

"你喝的是什么酒？"老人含笑问道。

"我喝清酒，关你什么事？"醉汉依旧气势汹汹。

"太好了，"老人愉快地说，"我也喜欢这种酒。每到傍晚，我和太太喜欢温一小碗清酒，坐在木板凳上细细品尝，这样的日子真是叫人留恋。"接着，老人问他："你也应该有一位温婉动人的妻子吧！"

"不，她过世了……"醉汉声音哽咽，开始说起他的悲伤故事。过了一会儿，只见醉汉斜倚在椅子上，头几乎埋进老人怀里。

这里，我们发现，这位日本老人很善于安慰他人，面对气势汹汹的醉汉，他能以体贴的心情，让醉汉掏出心窝来。

生活中，可能也有很多人和故事中的老人一样善良，但又有多少人能做到在安慰他人的时候，不被对方的坏情绪感染呢？

人世间有太多会扰乱我们心绪的因素，对此，我们要懂得调节，才能避免他人的干扰，为此，我们需要注意以下几点：

第一，静下心来。要学会独处，然后去思考，把自己的心放空，这样，你每天都会以全新的心态和精神面貌去生活、工作。同时，你需要降低对事物的欲望，淡然一点，你会获得更多的机会。

第二，学会关爱自己，爱自己才能爱他人。多帮助他人，善待自

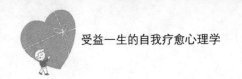

己，也是让自己宁静下来的一种方式。

第三，心情烦躁时，多做一些安静的事，比如，喝一杯白开水，放一曲舒缓的轻音乐，闭眼，回味身边的人与事，对新的未来可以慢慢地梳理，既是一种休息，也是一种冷静的前进思考。

第四，和自己比较，不和别人争。你没有必要嫉妒别人，也没必要羡慕别人，你要相信，只要你去做，你也可以的，为自己的每一次进步而开心。

第五，不论在任何条件下，都不能看不起自己。

第六，不要怕工作中的缺点和失误。成就总是在经历风险和失误的自然过程中才能获得的。懂得这一事实，不仅能确保你自己的心理平衡，而且还能使你自己更快地向成功的目标挺进。

第七，不要对他人抱有过高期望。百般挑剔，希望别人的语言和行动都要符合自己的心愿，投自己所好，是不可能的，那只会自寻烦恼。

第八，学会忍耐，用自己的智慧改变现有的状态。你需要把目光放长远一些，多一些忍耐，忍耐别人的讥讽，多一些忍耐，忍耐身体的疲惫，多一些忍耐，忍耐成功前较少的收获。需要忍耐的太多，但是能够看到成功的到来，任何忍耐都是值得的。

总之，每天保持一份乐观的心态，如果遇到烦心事，要学会哄自己开心，让自己坚强自信，只有保持良好的心态，才能让自己心情愉快！

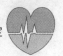

走自己的路，不惧别人的非议

美国职业橄榄球联会前主席 D·杜根曾说："强者不一定是胜利者，但胜利者迟早都属于有信心的人。"从心理学角度说，信心可以决定一个人的成功与失败。一个人要想获得成功，就需要保持内心的自信，对于他人的挑衅置之不理，这样我们才能走上通向成功的康庄大道。另外，对同一件事情，每个人的思维和行为方式都是不一样，难免会造成不同的意见，如果我们的看法遭到了别人的挑衅或质疑，不要犹豫，更不要人云亦云地抛弃自己的见解，而是保持绝对的自信，相信自己，并用实际行动向世人证明自己的能力，因为自信，会让我们拥有一张人生之旅的永远坐票。

一位成功人士讲述了自己的故事：

在我小学六年级的时候，由于考试得了第一名，老师送给了我一本世界地图，我十分高兴，回到家就开始翻看这本世界地图。然而，很不幸的是，那天正好轮到我为家人烧洗澡水，我一边烧水，一边在灶间看地图。突然，我看到了一张埃及的地图，原来埃及有金字塔、尼罗河、法老王，还有许多神秘的东西，心想：我长大以后一定要去埃及。我正看得入神的时候，爸爸走过来了，他大声对我说："你在干什么？"我说："我在看地图。"爸爸跑过来给了我两个耳光，然后说："赶快生火！看什么埃及地图！"然后，他又踢了我一脚，严肃地对我说："我给你保证！你这辈子绝不可能到那么遥远的地方！赶快生火！"

我呆住了，心想：爸爸怎么给我这么奇怪的保证，真的吗？难道我这辈子真的不能去埃及吗？20年后，我第一次出国就去埃及，朋友都问我："你到埃及去干什么？"我说："因为我的生命不要被保证。"我自己跑到了埃及，当我坐在金字塔的最前面，我买了张明信片写给爸爸："亲爱的爸爸，我现在在埃及的金字塔前面给你写信，记得小时候，你打我两个耳光，踢我一脚，保证我不能到这么远的地方来。"

对于那些隐藏在内心深处的梦想，谁也不能给予保证，就连我们本人也不能保证，更别说其他人了。如果有人保证我们不能实现梦想，并对我们的梦想进行挑衅，那不过是他表达意见的方式，对我们的梦想本身是毫无损伤的。我们依然可以相信自己，带着满满的自信，向自己的梦想前进，总有一天，我们会以实际行动告诉世界：自信，是点燃梦想的翅膀。

在生活中，对于自己的梦想或是目标，不管有多么虚无缥缈，多么的不切实际，都需要坚持到底，永远地相信自己一定能办到，一定可以实现这些目标。如果有人对我们的想法进行挑衅，也不要退缩，更不要随意更改自己的目标，有句话叫"走自己的路，让别人说去吧"，别人爱挑衅，对我们的言行进行冷嘲热讽，那是他们自己的事情，我们只需要保持自信，就可以赢得最后的成功。

有时候，他人的挑衅不仅动摇不了内心坚定的信念，反而会成为我们不断前进的推动力。因为不甘愿服输，不甘愿被人看不起，我们会努力证明自己，每次在坚持不下去的时候，就想想那些挑衅我们的人，我们就会更加坚定自己心中所想，保持绝对的自信，将当初那些不切实际的东西变成现实，以此来证明自己。所以，对于别人的挑衅，不要在

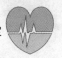

意，更不要随意动摇自己的自信心，我们所需要做的就是毫无条件地相信自己，因为自信心也是一股巨大的力量，它会促进我们不断地前进，不断地完善自我，最后一举登上成功的宝座。

不要试图让所有人都喜欢你

我们都知道，把事情做好的方法有很多，但首要的一条就是"不要试图把所有的事情都做好"，处理人际关系的准则也有很多，但最重要的一条是："不要试图让所有人都喜欢你。"因为这不可能，也没必要。

哲学家尼采曾说过："聪明的人只要能掌握自己，便什么也不会失去。"的确，即使再完美，做得再周到，也不可能让所有人对我们满意，与其这样，我们不如坦然接受他人的不喜欢。

美国前任国务卿鲍威尔这样总结自己的为人处世之道，与两千年前的孔子有异曲同工之妙："你不可能同时得到所有人的喜欢。"世界上确实有不少人，你越是努力和他结交，努力给他帮忙，他越是不把你放在眼里，反之，如果你做出成绩了，又不狂妄自大，自然能赢得别人的敬重。

有人问孔子："听说某人住在某地，他的邻里乡亲全都很喜欢他，你觉得这个人怎么样？"

孔子答道："这样固然很难得，但是在我看来，如果能让所有有德

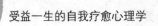

操的人都喜欢他，让所有道德低下的人都讨厌他，那才是真正的君子呢。"

事实上，那些真正的成功者多半都是特立独行的，他们从不奢求让所有人喜欢他们，在他们追求成功的道路上，他们也听到了一些他人的闲言碎语，但他们始终坚持做自己，坚持自己的信念，最终，他们成功了。因此，生活中的我们也要明白一个道理：让所有人都喜欢我们是很不成熟的想法，不必委曲求全，做好自己，你才能获得快乐。

元朝有个著名的学者，叫许衡。在他身上曾经发生过这样的一个故事：

有一次，他跟着一群小朋友到荒郊野外去游玩、嬉戏。大家都玩得很开心、很疯狂，不一会儿，因为天热，这群孩子不久就觉得口渴了，这个时候，他们刚好看见路旁有一棵梨树，于是，大家便争相前去抢食梨子以解渴。

当大家吃得津津有味、口水直流的时候，忽然发现只有许衡安安静静地坐在树下，并没有参加抢梨大战。

有些孩子觉得奇怪，大家吃梨解渴，很是开心，为什么单单就许衡一个人不去摘梨呢？有人问他，他却淡淡地回答说："不是自家的东西，不能随便摘。"

许衡这么说，大家都不以为然，只觉得扫兴，还纷纷回嘴说："现在是什么时期？兵荒马乱，许多人死的死、逃的逃，这只不过是一棵没有主人的梨树而已，为什么不能摘来吃？不吃白不吃，未免太傻了吧！"

许衡有点恼怒，立刻一本正经地回答说："这棵梨树或许真的没有主人，可是我们的心，难道也没有个主张吗？一定要随心所欲偷吃不属于自己的东西吗？"

许衡的做法是对的，一个人，活着就必须要活出自我，要有自己的主张，这样才能维持一个人的格调。一般人都只有"偏见"，而少有"主张"，尤其是自己独一无二的"主张"，所以难有吸引人的"特质"。

我们必须承认，我们要想获得成功，就需要他人的支持和喜欢，但我们还必须明白，即使你做得再完美无缺，也没有招惹任何人，仍然会有人看不惯你，仍然会有很多不利于你的传言。对某些心胸比较狭隘的人来说，你不需要招惹他，你在某方面比他优秀，这就已经招惹他了。

人活于世，就难免会被人评论，其中当然也有一些是语言上的伤害，而其实，如果我们能迷糊一点，视而不见，那么，对方必然会因为我们的以德报怨而心生惭愧，进而感念我们的宽容和大度，被我们的胸怀所折服。

其实，人们只要不存在原则上的对立，就没必要战争，没必要硝烟，没必要对抗，更没必要老死不相往来。人生需要更多的智慧，人生也必须有能力解决问题，不以消灭对方或简单暴力结束彼此关系，可以给自己和冲突方最大的回旋余地，何乐而不为？比如，对待一个长舌妇，以牙还牙就失去了身份，一笑而过、沉默不语也未必不是一种很好的还击方法，必将使之气滞羞愧。

但其实反过来一想，无论你怎么做人做事，总是有人欣赏你，让所

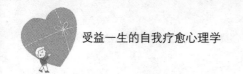

有人喜欢是件不可能的事，想让所有人讨厌也不那么容易。你绝对不能因此而生气，更不能大动肝火，如果真这样，那么，你只能越描越黑，让他人产生很多无端的猜忌，另外，你也会因为这些空穴来风的话而大伤脑筋，其实，如果你能懂得放下的智慧，凡事不做过多的解释，那么，这便是最好的证据和回击的武器。

别人的路，未必适合你来走

的确，在我们的生活中，我们发现，人都是有从众心理的，跟随大家的脚步行事，会让我们减少不少风险，但因循守旧、人云亦云，我们永远不可能有大的成就。的确，成功者在大多数人之外，我们要想成功，就要敢于走自己的路，而不是跟随群众。因此，人生路上，我们不必过于在意别人的看法，用心思考，你会发现，任何一个成功的故事无不来自于一个伟大的想法，来自于坚持自己内心的声音。

理查德是哈佛毕业的高材生，但令别人感到惊讶的是，他并没有和其他毕业生一样就职于某家大企业或者成为某一行业的技术骨干，而是成为了一个出类拔萃的油漆匠。

理查德的父亲也是一位手艺很好的油漆匠，在他年轻的时候，他成功偷渡到了洛杉矶，但移民生活是辛苦的，而他正是凭借这一手好手艺在洛杉矶站住了脚，后来，因为一个大赦，他拿到了绿卡，他们一家人也就成了名正言顺的美国公民。

理查德是个懂事的孩子，在他很小的时候，为了减轻父亲的工作压力，他常常会帮父亲干一些油漆活。几年下来，他不但掌握了父亲所有的手艺，还在很多方面都有所创新，这让他的父亲感到很诧异。

　　理查德在读书方面也表现出了与众不同的天赋，他在学校的成绩一直是前三名，他在社区服务的记录一直是最好的，而且，他还获得过全美中学生美术展油画铜奖，这也使得他轻而易举地被哈佛大学录取了。

　　在哈佛读本科的四年，理查德虽然成绩一直名列前茅，但他似乎一直忘不了油漆工作，他觉得自己只有在摸油漆的过程中，才是快乐的，为此，一到周末，他就赶紧回家，然后摆弄油漆。

　　很快，四年大学毕业，他坚持不继续深造，而是在洛杉矶找了一份不错的工作。

　　理查德在工作中也一直很努力，为此，老板嘉奖了他很多次，但他就是忘不了油漆，一次，当老板问及他对公司有什么建设性意见时，理查德不加思索地说："公司经常要把一些零部件拿到外面去油漆，这样，浪费了成本不说，每次油漆的质量也不怎么样，如果公司能成立这样一个专门的油漆部门，那么，这个问题便能很好地解决。"

　　老板笑着说："这简直太难了吧，买设备倒是小事，但我们去哪儿找那些优秀的油漆工呢？"

　　理查德说："用不着招了，你面前就有一个。"

　　于是，接下来，理查德道明了自己的想法，以及自己过去的经历，他还说，自己想招收一些年轻人，由自己亲手培训。这个想法打动了老板，于是，老板当即决定，成立油漆部，由理查德任经理兼技师。

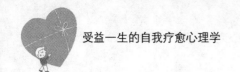

回家后，理查德兴冲冲地告诉父亲自己提升了，听完儿子的话，老父亲半天没说出话来，他当然反对儿子这么做，但他也知道，自己是阻止不了儿子的。事实证明，理查德是对的，经过几年的经营，这个油漆部的工作非常出色，白宫有些用品都指定在这里加工。

为什么理查德的故事在哈佛大学被广为传诵？因为哈佛希望学生们能明白，一个人，只有走自己的路，坚持自己的想法，才能真正走出一条与众不同的康庄大道。

不得不说，我们都渴望成功，但最终成功的往往是那些走"小道"的人，人云亦云混迹于人群中的人即使有天赋的才能，最终只能泯然众人。

生活中的人们，如果你所希望走的路与周围人的看法相背离时，你是坚持自己的想法还是听从父母的意见呢？如果你与同学、朋友的想法相左时，你又该怎么办呢？其实，此时，如果你认为自己的观点是正确的，那么，你就要坚持。未来社会，相信自己是正确的，那么，你就敢走自己的路，就能不怕失误、不怕失败，在大多数情况下，不敢自信走"小路"的人，通常也难成为创新型人才。

其实，许多事例证明，别人给予你的意见和评价，往往不是正确的。

音乐家贝多芬在拉小提琴时，他宁可拉自己的曲子，也不愿做技巧上的变动，为此，他的老师曾断言他绝不可能在音乐这条道路上有什么成就。

20世纪最伟大的科学家爱因斯坦4岁时才会说话，7岁才会认字，老

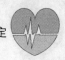

师给他的评语是"反应迟钝，不合群，满脑袋不切实际的幻想"。

大文豪托尔斯泰读大学时因成绩太差而被劝退学，老师认为他"既没读书的头脑，又缺乏学习的兴趣"。

如果以上诸位成功人士不是走自己的路，而是被别人的评论所左右，那他们就不会取得举世瞩目的成就。

总之，生活中的人们，如果你希望获得成功，就要有与众不同的思维，要走与众不同的路，当你认为自己选择的路正确时，请坚持你的选择，别太看重别人怀疑和反对的态度，坚持自我，你会有更大的突破。

发怒，就是用别人的错误惩罚自己

我们生活、工作中的周围，总是有这样一些修养良好的人，他们对世间万事万物都能泰然处之，即使"兵临城下"，也不会愤怒，这并不是因为他们没有情绪，而是因为他们明白，发怒，就是用别人的错误惩罚自己，所以他们更能权衡好不良情绪给自己和他人带来的不利影响，因此，他们通常会在最快的时间内找到怒火之源，并将其彻底消灭，而这样的人也更能得到他人的认可，因为他不会让自己的负面情绪伤害到身边的人，同时，他也成就了自己美好的修养和品质。

马克·吐温说："世界上最奇怪的事情是，小小的烦恼，只要一开头，就会渐渐地变成比原来厉害无数倍的烦恼。"而对于智者来说，在烦恼面前，他们不会愤怒，因为他们深知，愤怒是十分愚蠢的行为，只

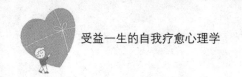

会让自己陷入糟糕的情绪循环之中。

愤怒是一种大众化的情绪——无论男女老少，愤怒这种不良情绪都在毒害着他们的生活。因此，不管在家里，还是在工作中，甚至在与你亲密的人相处的过程中，都需要进行愤怒情绪的调节，从而浇灭愤怒的火焰，所以，我们任何人都应把控制自己的情绪、抑制自己的愤怒作为修炼自己良好性格的重要方面。当你遇到了不快的事情、即将要发火时，请告诉自己，如果我原谅他了，我的品质又提升了一步，自然就压制住了要发火的倾向。

我们工作与生活的世界本身就是个有条不紊、有规律运行的有机体，只要正常运转，一切都会秩序井然，按部就班。就像一台计算机、一架飞机、一台机器，如果操作正常，控制良好，就能发挥它们的正常作用。人的情绪也如同一架机器一样，一旦失控，就不能正常运转，最终会导致人们陷入失败的沼泽。

聪明人深知，即使生气了也挽回不了什么，徒增许多怨气，于是，他们选择了不生气；愚蠢的人，他们总是看到事情的表面，凡事喜欢生气，总认为生气是自己的专利，殊不知，时间久了，生气成为了自己的本性，做一个聪明人，还是愚蠢的人，关键是看你如何去选择。

英国著名作家培根曾经这样说过："愤怒，就像是地雷，碰到任何东西都一同毁灭。"如果你不注意培养自己忍耐、心平气和的性情，一旦遇到导火线就暴跳如雷，情绪失控，就会把你最好的人缘全都炸毁。

在生活中，那些生气所带来的恶劣情绪会挑拨起内心的冲动，冲动的结果将会令我们更加生气，这样一来，情绪就会形成一种恶性循环，

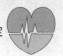

从此一发不可收拾。若是远离了生气，抑制了内心的愤怒情绪，我们就会达到开心的彼岸。

总之，生气的情绪，对于我们生活来说，犹如一颗定时炸弹，将严重影响我们的正常生活，使生活失去原本平和的美丽。所以，我们需要告诉自己："发火前长吁三口气"，事实上，很多事情都没有想象得那么严重，如果不学着控制自己的情绪，放任性子大发脾气，不仅解决不了问题，还会伤了和气。

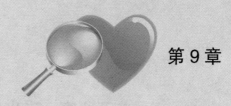

第 9 章

自我修正，改正缺点，让你的灵魂变得强大

　　有人说，人生就像一个大熔炉，将人类所有的心理弱点都放在里面历练。各具特色的性格交织在一起，进行一场你死我亡的较量。看着悲欢离合的人生故事重复上演，我们像是照镜子，不断地发现自己的缺陷，然后选择坚强地面对。途中，你会经历刺骨的疼，锥心的痛，但只要拥有执着的信念，不屈的灵魂，就一定可以克服心理弱点，成为一个掌控世界、傲视万物的人。

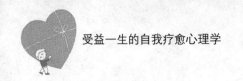
打开心窗，走出自己的狭小世界

我们生活的周围，有这样一类人：他们因容貌、身材、修养等方面的因素而不敢与周围的人交往，逐渐产生孤僻心理，甚至开始对与人交往产生恐惧心理，这在心理学上被称为社交恐惧症。他们在人际交往中感到惶恐不安，并出现脸红、出汗、心跳加快、说话结巴和手足无措等现象。社会心理学家经过跟踪调查发现，在人际交往中，那些心理状态不健康者，相对于那些健康者，往往更难获得和谐的人际关系，也无法从这种关系中获得满足和快乐。事实上，我们每个人都是社会中的人，都必须与人打交道，因此，如果你也内心孤僻，就有必要调节自己的心态，大胆走出去。

陈小姐是单位的先进工作者，工作勤奋、努力，专业技能可以说是同龄人中的佼佼者。可是她生性胆怯，怕与陌生人打交道，开口讲话就脸红。有时不得不随单位或是丈夫参加一些社交活动，可是她总是感到非常不自在，最让她感到难过的是在年初，单位要搞处级干部竞争上岗，其中一关是"施政演说"，她没有足够的勇气和胆量，最后只

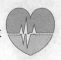

好放弃。

她的专业和资历绝不比人差，然而就是这个由"胆怯、害羞"组成的自卑拖了她的后腿！其实可以说她的"想法"拉了她的后腿，同时，心态的不开放、想法的单一性也是造成她自卑的主要原因。要想克服胆怯、害羞的种种不良表现须先改变心态，然后再进行必要的心理调试和训练，有以下几种方法：

1.完善个性品质

其实，只要你拥有良好的交往品质，走出恐惧的第一步，就能受到朋友们的喜欢，慢慢地，心结也就能打开了。"人之相知，贵相知心"，真诚的心能使交往双方心心相印，彼此肝胆相照，真诚的人能使交往者的友谊地久天长。

2.克服自卑，具备自信心

生活中，有这样一些人，与人交往中，总是表现得很自卑，甚至躲着他人，走路时低着头，说话时只有自己听得见，不愿跟熟人打招呼，不敢正视他人的眼睛，这些表现都是社交恐惧和自卑心理在作怪，我们要想处理好人际关系，首先就必须克服这一点。

高度的自信心意味着对自己信任、尊重和肯定，也意味着对自己生活的实力充分地了解。

对此，我们要把与人交往当成一种兴趣而不是负担，你要明白，现代社会，没有人可以活在自我封闭的世界里，每个人只有在与人交往、不断学习的过程中，才会获得自我提高和发展。

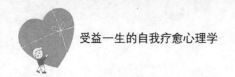

3.培养健康情趣

健康的生活情趣可以有效地消除孤僻心理。闲暇时，你不妨潜心修炼一门学问，或学习一门技术，或者听听音乐、看看书，养养花草等。

4.区分心理优势和"清高"

心理优势与所谓的"清高"是不一样的概念。有一些人，他们总是觉得自己与众不同甚至高人一等，于是，在与人交往中，他们会表现得清高、不理人，但实际上他们的能力又不一定比他人强，为此，他们只能故作清高，将内心封闭起来，即使他人想与他交往，他也会表现得十分茫然、不知所措，而当大家都不理他时，他又会觉得自尊心受到了伤害。而有心理优势的人则不一样，他们在与人交往的时候，表现得镇定自若，即使遇到他人的恶意攻击，他们也能坦然面对，而这才是真正的气场。

5.时刻保持良好的社交礼仪

中国是礼仪之邦，万事以礼相待，一个懂得礼数的人会由内而外散发出吸引人的气质，这类人往往也不缺朋友。

6.积极暗示，鼓励自己走出去

如果你很想认识一个人，却不敢站出来，也不敢表露自己的意愿，最终肯定是"无可奈何花落去""一江春水向东流"，落得个自怨自艾。如果你不勇敢地走出自己设置的心理障碍，不主动地展示自己，那么你真的很难做到。为此，你不妨告诉自己：我有实力和优势，我的人品和操守足以让人信赖，我有专业能力和无限的潜力，我是最棒的！你必须有自信心，对认准的目标有大无畏的气概，怀着必胜的决心，主动

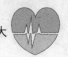

积极地争取。

一个人是寂寞的，一个人的世界并不精彩，真正的快乐在于分享，那么，何不走出去、对他人敞开心扉呢？

挣脱抑郁的罗网，让自己快乐起来

生活中，我们每个人都有自己的长处，都有值得自己骄傲和珍惜的地方，星星不会因为太阳的光芒而收敛自己的星芒，小溪也不会因为大海的广阔而停止流淌，生活也没有必要因为一点点不如意而整日抑郁。

人，总容易把自己想得很不幸，于是开始为自己没有花容月貌而抑郁，为自己没有财富地位而抱怨，为一场突如其来的疾病而丧失对生活的信心。其实，没有花容月貌，你还有聪明才智；没有财富地位，你还有家庭温情；就算得了重病，你还有机会可以治愈。无论遇到什么，人生总会有一些值得我们庆幸的事，只是抑郁的心情，遮住了蔚蓝的天空，从此，他们开始用抑郁的眼睛看世界。

抑郁，真的是要不得的心理，一代佳人林黛玉因抑郁而香消玉陨，歌坛宠儿张国荣因抑郁而坠楼身亡，央视名嘴崔永元也因抑郁暂离荧屏。在中国，每年因抑郁症而自杀的人已经上升到了20万人，在美国2亿人口中也有500万人在服用抗抑郁药物。越来越多的人饱受抑郁之苦，我们应该及时审视自己的心态，倘若真的有抑郁的苗头，就要快刀斩乱麻，将其扼杀在摇篮里。

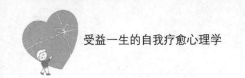

石田退三是日本著名的丰田汽车的缔造者，他的成功并不是一帆风顺的。

年幼的时候，他家境贫寒，根本没钱上学，他只得辍学。后来，他去京都的一家家具店当店员，一转眼就是八年。在朋友母亲的介绍下，他到彦根做了赘婿，入赘后，他才知道太太家没有一点财产，这让他感到有些失望。就这样，他和妻子一起过着贫穷的生活，贫困的生活是很无奈的，他只能将新婚太太留在彦根，一个人到东京一家店里当推销员，而这份工作，名义上说是推销员，其实就是和小贩一样，不得不推着车到处推销货品，就这样，他又干了1年多，身体终于支撑不住的他只好离开这家公司，之后，他回到了岳母家。

然而，这似乎并不是他的家，他的岳母给他的是鄙视的目光，他每天都要过着被人数落的日子。"你真是个没有用的家伙！"周围那些人也这么评价他，他的岳母更是冷眼相讽。她说："你是我见过的最没有用人！"这些羞辱几乎气得他眼前发黑，几近晕倒。步履艰难地过了几个月后，他终于承受不了这些沉重的压力，被逼得想通过自杀来解脱。

这天，心情抑郁的他来到了"琵琶湖"，就在他准备自杀时，他却一下子醒悟过来了。他想到："像我如此没有用的人应该非死不可。但如果我真有跳进琵琶湖的勇气，为什么不拿这勇气来面对现实，奋力拼搏，打开一条出路呢？我应该尽自己最大的努力，奋发图强，克服重重困难，用坚定的毅力做出一番轰轰烈烈的事业来！"

抱着这样的想法，石田找到了活下去的勇气，一股强大的力量仿佛在他体内激荡着。他不再满脸愁容，也不再老想着以自杀来解决当下的

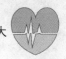

痛苦，而是搭上了回家的火车，从此，他不再自怜自叹，他托朋友介绍自己到一家服装商店当店员。在这儿，他重新鼓起奋斗的勇气，将忧愁化为力量，用坚定的毅力承受来自各个方面的压力和挫折。

就在他40岁那年，他到丰田纺织公司服务。他不怕艰难，刻苦奋斗，全力以赴地投入工作，对他处事得当的能力，一丝不苟的精神，丰田公司的创业者丰田佐大为赏识。在石田50岁那年，丰田就派他担任汽车工厂的经理，53岁时，公司将经营的大权交给了他。

正和石田后来回忆的一样，人生就是战场，你要在这战场上打胜仗的唯一法宝，便是斗志和毅力。"我要感谢那些曾经给我压力的人，和曾经光顾我的困难。如果没有它们，我不会有今天。"的确，对于石田来说，他的人生的转机就来自于他对周围那些目光的反省，如果没有那场自杀，让他清醒地认识到了毅力的重要性……石田退三恐怕早就命沉"琵琶湖"了，哪还会有今天在丰田取得的卓越成就呢？

当你心情郁闷的时候，首先要懂得如何调节自己的心情。你可以约朋友去看一场电影，也可以去看看大海，吹吹海风，又或者给自己放个假去旅游放松心情，再或者找个咖啡店坐在窗边，看看路上的行人，想想以前开心的事，那样我们的生活就会到处都是阳光，抑郁就不会在我们心里生根发芽。

自信是抵制抑郁侵袭的一个绝好方法，我们应该善于从自己成功的案例中进行自我肯定，然后激励自己不断挑战新的事物，在紧张和刺激中寻求满足和自我认可。

重新审视一下你自己，你有疼爱你的父母，有爱护你的兄弟姐妹，

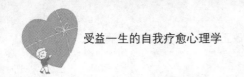

有对你谆谆教诲的老师，有一份安逸稳定的工作，还有一个疼爱你的丈夫，一个可爱的儿子。你拥有了全世界所有的幸福，还有什么理由去抑郁？即使缺少了其中的某一样，但这个世界总归还有让你觉得温馨的情感。

生活可以过得很幸福，只要挣脱抑郁的罗网；给自己一个笑脸，世界将五彩斑斓。

贪婪，会让你走向自我毁灭

一只鸟，即使知道笼子里布满机关，也还是难逃美食的诱惑，抱着侥幸心理去冒险。人，为了金钱、权力和美色，常常会迷失本性，以身试法，落个抱憾终生的下场。人为财死，鸟为食亡，一切都只因贪婪二字。

一本书上曾经说过：有人的地方就会有贪婪。的确，贪婪是深埋在心底的恶魔，只要给它一点机会，它就会飞快地成长，占领你的整个心灵。在贪婪的深渊面前，我们要保持理性，懂得控制自己，否则，稍稍再往前迈出一步，就是地狱，是自我毁灭的深渊。

深夜，一只老鼠在厨房偷吃，被猫不动声色地逮住。

老鼠苦苦哀求："求你放我一马吧，我会给你一条鱼。"猫说："不行。"老鼠继续说："那五条行不行？"猫还是摇头。老鼠仍不死心："那这样，你如果放了我，以后每天你都能得到一条鱼，而且，以

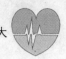

后逢年过节，我还会拜访你。"

猫眯起眼睛，没说话。

老鼠一看猫动心了，继续说服："平时你要吃到一条鱼简直太难了，但只要你现在放了我，以后你可以天天吃到鱼了，而且这件事我会保密，只有我们俩知道，何乐而不为呢？"

猫依然不语，心里却在犹豫：老鼠的主意的确不错，放了它，或许我确实能每天吃到鱼，但是一旦放了它，主人的食物每天都会被偷，老鼠的胆子越来越大，我再次抓住它，怎么办？放还是不放？如果放，它还是会为非作歹，主人一旦生气，就会把我撵出家门。那时，别说吃到鱼，就连一日三餐都没了着落。如果不放，老鼠或其同伙就会向主人告发这次交易，主人照样会将我扫地出门，如果睁只眼闭只眼，主人会认为我不尽职守，同样会将我驱逐出去。一天一条鱼固然不错，但弄不好会丢掉一日三餐，这样的交易不划算。

想到这些，猫突然睁大眼睛，伸出利爪，猛扑上去，将老鼠吃掉了。

猫是聪明的，它的选择也是正确的。面对老鼠的许诺，它最终还是选择了一日三餐，一日三餐便是它的底线。猫当然希望一日一鱼，但连起码的一日三餐都保不住的话，一日一鱼便成了水中月、镜中花。

对此，我们始终要记住的一点是，这个世界的每一个角落里，都充满了诱惑。各种各样的诱惑像空气一样，无所不在，无孔不入，我们只有始终告诫自己别贪婪，才能找到自己的位置，才不会迷失自己。

贪婪是一种顽疾，我们总是在得到一些之后，还想着得到更多，进

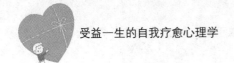

而成为贪婪的奴隶，任由其控制。当贪婪控制你的思想时，你忘了前人"贪婪是一切罪恶之源"的警告，为达目的不择手段，做出亲者痛仇者快的蠢事。因此，我们真正应当采取的态度是：远离贪婪，适可而止，知足者常乐。

放弃了玫瑰，你还有百合；放弃了小溪，还有大海；放弃了一棵树，还有整个森林。有时候，放弃是为了更好的拥有，倘若贪婪作祟，你痴心地想拥有所有，那百合会被玫瑰的刺刺伤，大海会将小溪淹没，森林会因为一棵树的燃烧而丧失整片绿色。

全球股神巴菲特创造了一个又一个的奇迹，赵丹阳花费211万美金只为与其共进一次晚餐。巴菲特到底有何过人之处？其实，股神的年平均收益率也就是30%左右，而且他也曾有过手中股票缩水一半的经历。但是股神和我们的区别在于，他克服了人性的弱点——贪婪，他不会因为股市一时的涨跌而贪婪地想要扩张自己的财富，而是坚守价值投资的理念，做到了在得失之间很好的收放。

伊索曾经说过："许多人想得到更多的东西，却把现在拥有的也失去了。"人生最大的苦恼，不在于拥有的太少，而在于向往得太多，于是我们到处奔波，终日忙忙碌碌，希望暂时的苦难可以换来最后的满足，但是，我们错过了沿途美丽的风景，等到追悔时，春天已过，为时晚矣。

我们终身追求的财富到最后只是过眼云烟，地位也会随时光而流逝，凡事适可而止，乞求得太多，得到的就太少。保持一颗平常心，保持一份好心情，何乐而不为呢？

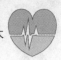

学会分享，传播幸福与快乐

有的人重视财富，有的人重视声誉，还有的人重视情感。每个人都有自己心底最珍视的东西，怕它突然之间会消失，所以很多人都选择紧紧地抓住，绝不放手。只有抓住了，才会觉得安全，只要抓住了，就会觉得幸福。

可是，人世间有很多东西，就像手中的沙子，越是紧紧抓住不放，就越容易失去，放开了，可能会收获更多。所以，前人不断地用自己的经验和教训告诉我们：不要吝啬，学会分享。

很久以前，在一个小山村里，住着四个兄弟，他们的父母早早就离开人世了，长兄为父，最大的那个男孩便承担了照顾弟弟们的重任。

这天，哥哥从城里打完工回来，便捎回来三块糖。这对于这个贫苦的家来说，简直是最好吃的食物了，看着弟弟们高兴的样子，哥哥便对他们说："好吃不？"弟弟们都不停地点头，对哥哥说："哥哥，你什么时候再给我们买糖啊？"哥哥说："如果你们每天都快快乐乐的，哥哥每天都给你们带糖吃。"

可是，这些没爹没妈的孩子怎么才能天天都快乐呢？

哥哥虽然每天进城，但干的都是一些体力活，比如，给人搬砖、打杂等，那些城里人都不给他什么好脸色，但他总是很高兴，因为他一想到家里的三个弟弟就很开心，他也就没什么烦恼的了。

三个弟弟在家里，虽然见不到哥哥，但也总是很高兴，他们在河边嬉戏，在树林里玩游戏，他们会想念哥哥，不是因为哥哥会给他们带糖

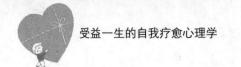

吃，而是担心哥哥在外面的安危。

有一天，哥哥和往常一样从城里回来，但这次，哥哥并没有给弟弟们带糖，弟弟们看着哥哥的颓丧，仿佛明白了什么，哥哥的眼睛仿佛也黯淡了很多。

过了一会儿，一个弟弟把自己的拳头递给了哥哥，然后打开拳头，哥哥看到里面是六颗保存完好的糖果。接着，一只只小拳头伸向了哥哥，一颗颗糖果轻轻地落在了哥哥的手中，哥哥立刻惊呆了。哥哥搂住了三个弟弟，因为感动，哥哥不禁流下了热泪。

此后，哥哥还是和以前一样，每天都会给弟弟带回来三颗糖，但每天都有一个弟弟不吃，而是留给哥哥，因此，哥哥每天都能吃上弟弟给他的一颗糖。三个弟弟虽然每天都有一个没有糖吃，但他们比以前更加快乐。

这是个感人的故事，这些孩子，虽然每天有一个人没有糖吃，但却是快乐的，这就是分享的力量，这就是亲情的作用！

自古以来，吝啬的人从没有得到过好的下场。隋炀帝吝啬他的仁慈，结果民怨沸腾，全天下都要反他；葛朗台吝啬他的财富，搞得女儿与心爱的人从此天各一方，终究有缘无分。吝啬之人，往往伤害了周围的人，也伤害了自己。

不要吝啬你的微笑，它会给人以心灵的舒畅；不要吝啬你的爱心，它能拯救一只受伤小鸟的生命；不要吝啬你的关心，它能让你爱的人感觉到幸福；不要吝啬你的财富，它能给正在陷入困境的人看到生活的希望。生命中有很多的品质，我们找不到吝啬的理由，也许对你，那只是

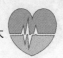

小事一桩，但对他人，却是一辈子刻骨铭心的感动。

没有人可以离开他人成为这个世界上独立的个体，也没有人可以离开他人的帮助独自完成所有的事情。人与人之间需要相互帮助，彼此体谅，但在这之前，我们首先要学会分享。文成公主把自己的所有奉献给了西藏，终于把脚底那贫瘠的土地化为"冶金"的"锅炉"。吐蕃人民永远记住了她，记住了她俊俏的面庞，记住了她艰辛的步伐，记住了她伟大的身影。

天冷了，你可以享受阳光的温暖；受伤了，你可以享受亲人的呵护；生病了，你可以享受他人真情的问候；心情烦闷了，你可以享受周围美丽的风景。我们时时刻刻在享受他人的恩泽，所以，更没有理由去吝啬了。

懂得分享，就获得了一条爱的彩虹；懂得分享，就获得了一首爱的歌颂；懂得分享，就获得了一条爱的道路。正像托尔斯泰所说的："神奇的爱，使数学法则失去了平衡，两个人分担一个痛苦，只有半个痛苦；而两个人共享一个幸福，却有两个幸福。"

嫉妒之剑，伤人伤己

人与人相处，难免会相互比较，比较之下，就容易产生嫉妒心理。日本《广辞苑》为嫉妒下的定义是："嫉妒是在看到他人的卓越之处以后产生的羡慕、烦恼和痛苦。"要知道，嫉妒之心会毁坏友谊，损害人际关系，甚至毁灭生活的安逸。美国著名心理学家布鲁纳曾经指出，好胜的内驱力可以激发人的成就欲望，但如果不能正确地认识竞争就会导致人们在相互的竞争中产生嫉妒心理。嫉妒过于强烈，任其发展，则会形成一种扭曲的心理：心胸狭窄，喜欢看到别人不如自己，并喜欢通过排挤他人来取得成功。有这样一则寓言故事：

从前，有一只鹰，它有个朋友比它飞得高很多，它很嫉妒，为此，一次猎人经过时，它告诉猎人，把这个鹰射下来吧，猎人答应了它，但是有个条件，猎人说："可以，但是你要给我一根你的羽毛，用来当成箭。"于是妒忌的鹰，就在自己的身上拔下来一根漂亮的羽毛，然后送给了猎人，但是它的朋友已经飞得很高了，猎人射出来的羽毛还没到半空就掉了下来，猎人告诉这只嫉妒的鹰："你再给我你的羽毛，我再射一次。"于是，妒忌的鹰又在自己的身体上拔了根毛给猎人。当然，还是射不下来，一次又一次……最后，妒忌的鹰身上的羽毛已经被拔光了，它自己再也飞不起来了，此时，猎人的双手伸向了它："那么我就抓你好了。"于是就把这光秃秃的、妒忌的鹰被抓走了。

看完这则寓言故事，我们不免嘲笑这只愚笨的鹰，但其实我们人类何尝不是如此呢？很多时候，一些人因为怒烧的妒火而做出了害人害己的事。

其实，嫉妒心理普遍存在于人类社会中，你是否曾经有这种感觉，当你和比自己优秀、比自己强的人做朋友时，会产生心理不平衡——"和她做朋友，感觉自己像个小丑一样，简直是她的附属品呢？"如果你的内心充满嫉妒，那么，这样的友谊，表面上还相安无事，但你的内

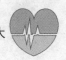

心已经开始有一块阴云笼罩着，一旦出现一些小事，就一触即发，两人之间的友谊会消失得越来越快。实际上，绝对的公平并不存在，如果你不能清除这种不平衡心理，你就不能以一种轻松的心态去面对你的朋友。

面对嫉妒心理，我们要结合自己的实际情况，找出克服嫉妒心理的对策，并有意识地提高自己的思想修养水平，这是消除和化解嫉妒心理的直接对策。

要克服嫉妒心理，你可以这样做：

1.有自知之明，客观评价自己

当嫉妒心理萌发时，或是有一定表现时，如果我们能冷静地分析自己的想法和行为，同时客观地评价一下自己，找出一定的差距和问题，就能积极地调整自己的意识，控制动机和情绪了。

2.发现别人的长处

以这样的心态面对比自己优秀的朋友，不仅能学会用客观的眼光看自己和对方，也能弥补自己的不足，这样，就不至于为一点小事钻牛角尖，还能交到帮助自己成长的真正朋友。

3.友善和谐地与人相处

对于青春期的你来说，人际交往在你的心理健康发展中非常重要，通过与人交往，你不仅能感受到关爱，还能通过他人的评价，及时地改正自己的不足，并且还能督促自己成长。同时，这对排解内心里的嫉妒心理也非常有利。

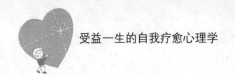

4.接纳自己和完善自己

任何人都不可能十全十美，当然也不会一无是处。青春期的孩子，容易骄傲自满，也容易自卑，因此，你有必要接纳自己并完善自己，所谓的接纳自己，就是既能看到自己的不足，又能看到自己的优点，然后继续发扬自己的优点，改正自己的缺点。当然，这里有一个关键点，你要相信自己是有价值的人，从而全力以赴地去实现自己的价值。

5.快乐之药可以治疗嫉妒

你要善于从生活中寻找快乐，就像嫉妒者随时随处为自己寻找痛苦一样。如果一个人总是想：比起别人可能得到的欢乐来，我的那一点快乐算得了什么呢？那么他就会永远陷于痛苦之中，陷于嫉妒之中。

6.自我宣泄，是治疗嫉妒心理的特效药

嫉妒心理也是一种痛苦的心理，当还没有发展到严重程度时，用各种感情的宣泄来舒缓一下是相当必要的，可以说是一种顺坡下驴的好方式。我们可以采取向好朋友和亲人等倾诉的方式，把心中的不快痛痛快快地说个够，暂求心理的平衡，然后由亲友适时地进行一番开导。

总之，嫉妒是一把利剑，这把利剑不仅可能会伤到别人，还会伤害自己，它刺向自己的心灵深处，伤害的是自己的快乐和幸福。俗话说，"人比人，气死人"，人们在没有原则没有意义的盲目比较中导致心理失衡就会引发嫉妒之心，而如果你能放下比较给你带来的枷锁，活出不一样的自我，那么，快乐就会如影随形。

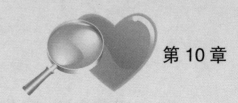

第 10 章

虚怀若谷，自负的心理会令你处处碰壁

俗话说"金无足赤，人无完人"，无论是谁，都有优点、长处，也都有缺点、短处，只有虚心向别人学习，才能有所进步，而同时，虚心请教还能让我们赢得良好的人际关系。因此，在各种社会大潮的冲击下，你需要保持清醒的头脑，不要丧失自己做人的原则。在成就面前，不要利令智昏，让虚荣心钻了空子，你需要记住的是，天外有天，人外有人，有时候，不经意间，虚怀若谷，你会发现，你需要学习的还有很多。

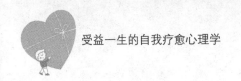
认识自己，寻找最本真的自我

我们每个人出生起，都在不断认识世界、接受外在世界赠与我们的一切，我们学会了很多，包括科学文化知识、审美、与人相处等，但在这个过程中，我们却很少认识自己，实际上，我们也总是在逃避认识自己，甚至盲目自负，当然，认识自己，就意味着我们必须要接受自己"魔鬼"的一面，这个过程对于我们来说是痛苦的，但如果我们想实现自己的需求、成为更优秀的自己，就必须要认识自己，就像剥洋葱一样，寻找到最本真的自我。

有人说"成功时认识自己，失败时认识朋友"固然有一定的道理，但归根结底，我们认识的都是自己。无论是成功还是失败，都应坚持辨证的观点，不忽视长处和优点，也要认清短处与不足，同时，自我反省、认清自己还能帮助我们做回自我，只有这样，才能获得重生。

成功学专家A.罗宾曾经在《唤醒心中的巨人》一书中非常诚恳地说过："每个人都是天才，他们身上都有着与众不同的才能，这一才能就如同一位熟睡的巨人，等待我们去为他敲响沉睡的钟声……上天也是公

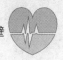

平的，不会亏待任何一个人，他给我们每个人以无穷的机会去充分发挥所长……这一份才能，只要我们能获取，并加以利用，就能改变自己的人生，只要下决心改变，那么，长久以来的美梦便可以实现。"

尺有所短，寸有所长。一个人也是这样，你这方面弱一些，在其他方面可能就强一些，这本是情理之中的事情，找到自己的优势和承认自己的不足一样，都是一种智慧。其实每个人都有自己的可取之处，比如说你也许不如同事长得漂亮，但你却有一双灵巧的手，能做出各种可爱的小工艺品；比如说你现在的工资可能没有大学同学的工资高，不过你的发展前途比他的大等等。

所以，一个人在这个世界上，最重要的不是认清他人，而是先看清自己，了解自己的优点与缺点、长处与不足等。搞清楚这一点，就充分认识到了自己的优势与劣势，更容易在实践中发挥优势，否则，无法发现自己的不足，就会使你沿着一条错误的道路越走越远，而你的长处，会被你搁浅，你的能力与优势也会受到限制，甚至使自己的劣势更加劣势，使自己处于不利的地位。所以，从某种意义上说，能否认清自己的优势，是一个人能否取得成功的关键。

当然，要想发展自身的优势，首先要做到对自我价值的肯定，这不但有助于我们在工作中保持一种正面的积极态度，进而转换成积极的行动，而且无疑是一项超强的利器。马克思说："自暴自弃，这是一条永远腐蚀和啃噬着心灵的毒蛇，它吸走心灵的新鲜血液，并在其中注入厌世和绝望的毒汁。"积极乐观的女孩永远是最可爱、最美丽的，为此，你需要做到的是：

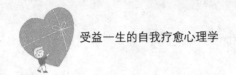

1.发现你的优势

你首先要明确自己的能力大小，给自己打打分，通过对自己的分析，旨在深入了解自身，从而找到自身的能力与潜力所在：

（1）我因为什么而自豪？通过对最自豪的事情的分析，你可以发现自身的优势，找到令自己自豪的品质，譬如坚强、果断、智慧超群，从而挖掘出我们继续努力的动力之源。

（2）我学习了什么？你要反复问自己：我有多少科学文化知识和社会实践知识？只有这样，才能明确自己已有的知识储备。

（3）我曾经做过什么？经历是个人最宝贵的财富，往往从侧面可以反映出一个人的素质、潜力状况。

2.挖掘出自己的不足

（1）性格弱点。人无法避免与生俱来的弱点，必须正视，并尽量减少其对自己的影响。比如，如果你独立性太强，可能在与人合作的时候，就会缺乏默契，对此，你要尽量克服。

（2）经验与经历中所欠缺的方面。"人无完人，金无足赤"，每个人在经历和经验方面都有不足，但只要善于发现，努力克服，就会有所提高。

3.常做自我反省，不断进步

日本学者池田大作说："任何一种高尚的品格被顿悟时，都照亮了以前的黑暗。"只要你具备了多一点自省的心理，便具有了一种高尚的品格！当你取得了一定的成绩后，切不可妄自尊大，也不可自负，人最难能可贵的就是胜不骄败不馁，懂得自我反省，才会不断进步。

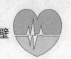

可见，任何一个人，只有诚实地面对和了解自己，与自己的内心对话，找到自己优点和缺点，同时不断地改善自己的缺点，这样，才能使得自己的劣势变为优势，才能做到查缺补漏，从而不断地超越自己。

可以自信，但自信过头就是自负

"虚心使人进步，骄傲使人落后"，这句话三岁的小孩子都会说，意思也很好理解，从字面上一看便知。然而，这样再普通不过的道理，生活中能够按照它去做的人却没有几个，大多数人都只是说一说，从来没有想过可以拿它当作一种指导，一种指引我们行为方向的指南针，骄兵必败，自古便是如此。

古时候，有一个在佛学上很有造诣的人，一天，他听说在某个老古刹里住着一位德高望重的老禅师，便想去拜访一下。

刚开始，老禅师的徒弟接见了他，他一看不是老禅师本人，便心生不悦，心想：我在佛学上的造诣很深，找一个下人来接见我，未免也太不像话了。后来，老禅师出来了，便为他沏茶，可在倒水时，明明杯子已经满了，老禅师还不停地倒。他不解地问："大师，已经满了，你为什么还一直倒水？"大师说："是啊，既然已满了，干嘛还倒呢？"禅师的意思是，既然你已经很有学问了，干嘛还要到我这里求教？

老禅师要告诉我们的道理是，一个人只有真的做到不断清洗自己的大脑和心灵，把外在和内在的过时的东西、心灵的杂草、大脑的垃圾等

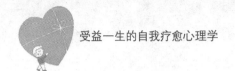
等，通通一洗了之，然后以谦逊的心态去弥补自己的不足，才会真正有所收获。

国内外这样的例子数不胜数，从曾经雄霸一时的拿破仑兵败滑铁卢，到楚霸王项羽自刎于乌江，无一不是在用血的例子来验证这句话的正确性。正所谓"成由勤俭败由奢，骄傲自满必翻车。"即使你曾经有过辉煌的成功史，也不要轻易的骄傲，忍耐一些直到你取得下一次的成功。因此，那些自负的人们，如果你曾经失败了，那么这很正常。

古人云，轻诺必寡信，这不仅是一个主观上愿不愿意守信的问题，也是一个有无能力兑现的问题。自负者为了表明自己的能力超群，常常答应自己无力完成的事，当然会使别人一次又一次失望。

有这样一家公司，他们需要一名业务经理。

这天，一名年轻人来应聘，他自信满满地说："在这行，我可以说是经验丰富，并且最擅长做终端业务，如果授予我相应的自主权，那么我敢保证，一年做成100万元业务绝不成问题。"总经理庆幸喜得人才，任命他为地区经理。谁知一年后，他的业务开展得不够理想，一年仅完成50万元的业务。总经理大失所望，撤销了他的经理职务。

第二年，又有一位年轻人前来应聘，说："我在这行才做了两年，自然不算经验丰富，但我希望贵公司能给我一次机会，那么我愿意竭诚为公司服务。"经理见他踏踏实实也很喜欢，就先让他干了一年。这一年，他干得果然卖力，一年就完成了50万元业务，总经理对他大加赞赏，并提升他为地区经理。

同样是50万元业务，却一个降职一个升职，受到的待遇如此不同，

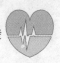

这是期望值不同造成的结果啊！在推荐自己的时候，着实需要拔高自己，但也要量力而为，更不能胡乱吹嘘自己。如果一味地说自己多么能干而到头来没有实现自己曾经夸下的海口，那么结果只会让人把你看低。

年轻人信心十足，有意拔高自己以求得他人尊重，心情可以理解，结果却难以如愿，然而，要做到自信却不自负，我们还需要正视自己的优缺点。

任何人做任何事，都需要自信，但一旦自信过了头，就变成了自负。的确，人与人交往，谈论到某些问题时，自然会产生分歧，你应该坚持自己的立场，但若太过自信，也着实在别人眼里成了狂妄，每个人对"自信"的定义可能有所不同。然而，如果要以中立的立场来谈，"自信"是一种内在的、关乎个人的态度；而"自负"是外放并会影响他人的，如果到了批判与伤害的程度，就称得上是无礼的"狂妄"。

当然，你也不需要过度地谦虚，否则你也会有心理压力，若能拿捏好这中间的尺度最好。就算有人嘲讽，也许是对方嫉妒你，因为他本身缺乏自信，所以看不惯你的神采奕奕，对于这样的人，你应该不予计较，那是对方的心态问题，与你无关。你不需要因为比乞丐富有而感到抱歉，尤其这是你努力争取、应得的成果，过好你的人生才是最重要的。

总之，上帝阻挡骄傲的人，赐恩给谦卑的人，如果你也是一个爱骄傲的人，就从现在开始审视自己，改变自己，做一个谦逊的人，一个能够忍耐喜悦冲动，奋发向上的人。

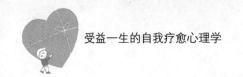

放下身段，你会收获更多

中国人素来以谦虚闻名，谦虚是一种智慧，是为人处世的黄金法则，懂得谦虚的人，必将得到人们的尊重，必将被人们认同和喜爱，受到世人的敬仰。把自己的姿态摆的太高、说话颐指气使、有点成绩就得意忘形……以这种傲慢的姿态处世，迟早会失败。可见一个人只有放下身段，才能看到更多，就像船锚一样，要想起作用，它必须要放低自己。

我们都知道，人是社会动物，同处于一个社会中，不管你是否承认，凡有人的地方就会讲等级、分层次，因此，在我们生活的周围，有一些人，他们总是自命清高，不愿意放下身段，他们给自己画地为牢、固步自封，白白损失了无数的大好机会。其实这种"身段"只会让路越走越窄，并不是说有"身段"的人就不能有得意的人生，但在非常时刻，如果还放不下身份，那么就会使自己无路可走，相反，如果能放下身段，你的人生之路就会越走越宽。

生活中，有很多年轻人，都太把自己当回事儿了。年轻气盛，总是自以为是、豪情万丈，而随着时光的流逝，当你已经学会世故和圆滑的时候，你会突然发现，在这个社会，我们所最看中的那个自己，无论你是多么的优秀，对于别人而言，你可能是珠宝，也可能是一粒一文不值的尘埃。有人说的好："把自己当作泥土吧！老是把自己当作珍珠，就时时有被埋没的痛苦"。

为此，要放下清高，我们需要做到：

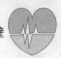

1.多审视别人的长处和自己的短处

具有骄矜之气的人，大多自以为能力很强，很了不起，做事比别人强，看不起别人。由于骄傲，则往往听不进去别人的意见；由于自大，则做事专横，轻视有才能的人，看不到别人的长处。因此，待人处事，要多审视自己的短处，看到别人的长处，才能逐渐变得谦卑。

2.受他人指教时多倾听

老师、长辈向我们传达经验的时候，我们尽量不要打断对方说话，大脑思维紧紧跟着他的诉说走，要用脑而不是用耳听。

3.主动向他人请教

你的人生才刚刚开始，需要你学习的东西实在太多，切不可恃才傲物。无论是学习上的问题还是生活琐事，你都应该虚心地向他人请教，你请教的对象可以是老师、家长、同学，甚至可以是陌生的路人。

4.认真听取别人的意见

如果有人当面向你提意见，那么，你千万不要不耐烦，也不要随便打断对方的谈话，无论对方的观点是对是错，都不要冒然地反对或者批评对方："你这是废话""错了"。即使你有这样的念头，也不要表达出来，以免刺激对方，使他们心灰意冷，甚至真的对你转变为敌对立场。

总之，一个人要想有所作为，首先要从清理思想、改变观念开始。如果本是穷人、新人还要"穷摆谱"，那么机会是不会主动光顾他的。而能放下身段的人，他的思考富有高度的弹性，不会有刻板的观念，能吸收各种信息，形成一个庞大而多样的信息库，这将是他的本钱。

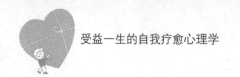

树大招风，学会低调做人

俗话说的好"枪打出头鸟"，这句话并不是没有道理的，那些爱显摆、做人高调者往往是别人排挤的对象，而那些为人低调，懂得韬光养晦的人才会取得真正的成功，"低头是谷穗，昂头是谷秕。"低调是立世的根基。举个很简单的例子，牙齿和舌头谁更坚硬？可能你会回答：牙齿！那么，为什么当坚硬的牙齿碰落时，柔软的舌头却完好无损？不是柔软的舌头能胜过坚硬的牙齿，而是舌头处于低谷。可见，低调做人，不仅可以保护自己，使自己与他人和谐相处，患难与共，更能使自己暗蓄力量、悄然潜行，在不显山露水之中成就伟业。

有两个气球，一个好大喜功，总想胜人一筹，当看到同伴的个头和它一般大的时候，它很不服气，因此它努力吸取更多的空气。为不使同伴超过它，它贪得无厌地吸食着气体，把躯体撑得又肥又胖，皮肤薄的透明，而且光润有泽。就这样，它还不满足，又把自己的气嘴扎紧，怕漏了一丝空气。当一只手来压迫它时，它仍不肯松口，结果它不堪重负，"砰"地一声破碎了。而另一只气球，不像同伴那样争强好胜，它吸食的空气并不多，总是保持在自己能承受的范围内，它的肤色当然不如同伴那么光亮，气嘴扎的也不太紧，当那只手来压迫它时，它就毫不吝啬地释放一些空气，虽然损失了一些空气，但保全了自己，所以这只气球仍然健在。

可见，低调是一种智慧，是为人处世的黄金法则，懂得低调的人，必将得到人们的尊重，受到世人的敬仰。

生活中，细心的你可以发现，那些工作出色、处处拿第一的人，似乎并没有什么朋友，而那些能力一般的人似乎周围总是不缺朋友，其实，就是这个道理，因为每个人都不希望自己的朋友强于自己，让自己成为配角，而对于那些抢尽风头的人，他们一般必会采取措施来排挤他。

生活中，也有一些人的确"才高八斗"，但却自恃才高，居功自傲，结果引来别人的排挤，于是，哀叹"世态炎凉""时运不济"，其实，他们更应该思考的是，自己在做人方面是不是有什么失误。所以，我们要懂得，给别人让条路，也是给自己留条路，做人不可太过显露自己，更不该自吹自擂，低调能帮你赢得朋友，赢得成功。

事实上，任何事情的进展并不一定能人为地控制，这就要求我们学会观察，当你认为自己不具备解决疑难问题的本领时，千万不能逞强、充大头；而如果你有能力拯救危机时，也不要心急，要在关键时刻出手，让人刮目相看；而如果你能做到在关键时刻运用别人的智慧的话，那你就能如虎添翼了。

"为职者相时而动，驾驭时势，善用他人智慧，则更要因势而导之。"毕竟，身为一个普通人，没有三头六臂，别人不能做到的，你要想突破瓶颈，也不是容易的事，但如果你能善于运用他人的智慧，为自己谋事，则成功在望。当年，刘玄德有一统天下、兴复汉室的愿望，但苦于能力不足，于是，他带领关羽、张飞等人三顾隆中草庐，请诸葛孔明出山；每年，为了全球人的健康问题，全世界的专家会聚集在一起，讨论最新的医学研究成果；那些大公司、大财团总是不惜费劲人力财

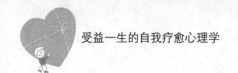

力，聘用许多高科技人才，就是为了借用他们的才能，为自己出谋划策，使公司获得丰厚的利润……

任何人都有自己的长处，千万不要因为你有别人没有的能力就目中无人。"枪打出头鸟"，不要让自己成为别人的靶子，正确的出手时机是事态没有任何转机时，在关键时刻你的出手会让对方倍加感激。如果你懂得忍耐，伺机而动，那么，你成功的机会就会大很多！

保持谦逊，你会学到更多

生活中，我们都知道"学无止境"的道理，无论是做人、做事还是学习，都不可妄自菲薄，妄自尊大和妄自菲薄都是严重的错误，只有虚怀若谷，成功才会不断光顾你。因为谦虚者的进取是永无止境的，对好的评价只是淡淡一笑，他们是伟大的苍鹰，在天空飞翔，谦虚是天堂的钥匙，给谦虚者一条成功的道路。牛顿说过："如果我看得远，那是因为我就站在巨人的肩膀上。"伟大的居里夫人面对成功只是淡淡一笑，人类历史上的名人伟人都如此谦虚，所以我们也要养成一种"虚怀若谷"的胸怀，都要有一种"虚心谨慎、戒骄戒躁"的精神，进而用有限的生命时间去探求更多的知识空间！

生活中的人们，可能会觉得自己比他人聪明、学习能力比他人强，但你更应该将自己的注意力放在他人的强项上，只有这样，你才能看到自己的肤浅和无知。谦虚会让你看到自己的短处，这种压力会促使你在

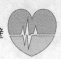

事业中不断地进步。实际上，历史上有许多杰出的人士都非常注重向别人学习，同时，一个人有才能是件值得佩服的事，如果再能用谦虚的美德来装饰，那就更值得敬佩了。

谦虚是一种成功品质，你若想获得进步，前提就是要谦虚的看待自己，那么怎样才能变得谦虚一些呢？你可以这样培养这一性格：

1.看到自己的不足

你需要明白的是，无论你现在在同事、朋友中间是多么优秀，你总是存在一些不足的地方的，你应该了解这一点。你可以找一张纸写下自己做不到但是别人能做到的事情，这能让你更真实的接纳自己——既不自夸也不过分自卑。

2.让好奇心引导你探求知识

可能你觉得现在的你已经具备了很多知识，但事实真的如此吗？再退一步讲，人生的知识并不是书本上的，你真的对周围生活和自然以及各个方面都了如指掌吗？如果你觉得自己什么都懂，你多半不会是一个谦虚的人，实际上，越是知识渊博的人越是发现自己知道的少，培养好奇心也可以达到同样的效果，越是充满好奇越是对未知充满敬畏，也就越谦虚。

3.多主动请教他人，看到自己的不足

一个人取得成就后，容易自满，看不到自己需要改进之处，那么，你可以主动请教他人，让他人从旁观者的角度帮你指出来。一般情况下，对方都乐于向你传授经验和教训的。

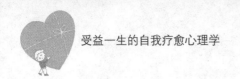
4.切实提高自己各方面能力

一个人只专注于某一方面特长或者某一爱好，一般在此方面投入的精力更多，期望也就越多，一般也就更容易取得成绩，也容易自满，但"人外有人，山外有山"，即使你这次成功了，但并不一定代表你永远成功。而如果你能培养自己多方面的能力、兴趣、爱好等，那么，你在拓展视野的同时，也会学习到各种抗挫折的能力、知识、经验等，从而具有较完善的人格，这对于提高自己的自理能力、交往能力、学习能力和应变能力都有很大的帮助，也有助于你鼓起勇气独自战胜困难。

5.勇于创新

骄傲自满，你将很快会被超越，而只有进步才能获得更强的竞争力，然而，没有创新就不可能进步。因此，你应该将自己的求知欲望和求知兴趣激发出来，鼓励自己多动脑、动手、动眼、动口，善于发现问题，提出问题，并尝试用自己的思路去解决问题。

总之，因为虚心的力量是巨大的，它既让我们的头脑保持清醒，品行不入蛮俗，又会为我们创造左右逢源的生存和成长、立业的环境。

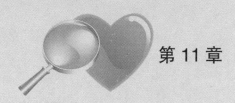

第 11 章

学会休息和放松，生活哪有那么多烦恼

有人说，在现代社会紧张的生活状态下，精神高压已成为一种现代的"时尚疾病"，不少人无法真正获得休息和放松，甚至开始出现失眠的困扰，其实，真正困扰他们的并不是高压的工作和生活，而是因为他们想得太多，把幸福想得太复杂。正如著名歌唱家和电影明星珍妮·麦当娜曾说的："把自己交给上帝，然后放松你自己。每当我感到精神颓废而难以入睡的时候，我就会重读诗篇第23篇，让自己获得一种安全感。"所以，心理自我疗愈的第一步就是 放松自我，不去想太多。要知道，很多时候，所谓的烦恼，不过是自找的，那么，如何做到放松自我呢？在本章中，你会找到答案。

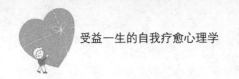

训练倾听自己的内心世界

我们都知道，人是一种社会性的动物，需要与同类交往，需要爱和被爱，否则就无法生存。世上没有一个人能够忍受绝对的孤独，但是，绝对不能忍受孤独的人却是一个灵魂空虚的人。不知是哪位诗人说过："爱你的寂寞，负担它那以悠扬的怨诉给你引来的痛苦。"而事实上，我们可能忽视的一点是，这种因寂寞而引发的痛苦却恰恰是我们最应该珍视的礼物，其中就包括自我认知。寂寞使我们进入一种孤立的境地，而正是在这些孤立的时候，我们才更易于接近我们的灵魂，从而帮助我们认识到自己的内心世界，这是信仰的开始，是省悟的开始。

的确，我们不是在喧嚷中认识自己，也不是在人群之中认识自己，而恰恰是在寂寞的时刻认识自己，于独居的时刻认识自己，犹如深夜的月光洒落在纯净无瑕的窗户之上，任何一个拥有自我的人，都能做到静静地倾听自己内心的声音，以此认识到自己不为人知的另一面，这一面或许是为人处世中的不足与优势，或许是某种特长等，但无论是哪一方面，只要我们能及时探究出，就有利于自身的发展。

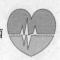

　　闹市中的人们是听不到自己心底的声音的，然而，我们不难发现的一点是，我们生活的周围，一些人却把命运交付在别人手上，或者人云亦云，盲目跟风，他们忽视了自己的内在潜力，看不到自身的强大力量，甚至不知道自己到底需要什么，不知道未来的路在哪里，于是，他们浑浑噩噩地度过每一天，一直在从事自己不擅长的工作和事业，以至于一直无所成就。因此，我们要做到的是倾听自己内在良知的声音，寻找到属于自己的人生意义，然后勇往直前坚持到底。

　　夜幕降临，喧闹的城市也已经安静下来了。

　　林先生和所有的城市白领一样，在忙完一天后，准备回家，但心情郁闷的他还是决定去呼吸一下新鲜空气。今天，他和上司吵架了，他们在下半年的年度计划安排上产生了很大的分歧，上司批评了他，他在考虑要不要辞职的事。

　　他把车停在了护城河边上，接下来，他打开了自己喜欢的轻音乐，然后靠在了椅背上，他觉得自己好累。在这家公司工作五年了，五年来，他一直很努力，但不知道为什么他好像总是得不到上司的肯定，也一直没有得到升职的机会。可以说，他在这家公司一直工作得不开心，这到底是自己的原因还是因为没有得到肯定呢？

　　他反复思考着这个问题，最终，他发现，原来自己根本不喜欢这份工作，他一直倾向于设计类的工作，从大学开始，这就是他的职业理想，但毕业后的他却因为生计问题选择了现在的工作。

　　想通了以后，他轻松了很多。第二天，他将辞呈递上了上司的办公桌，然后离开了公司，这让很多同事感到愕然，但内里原因只有他自己

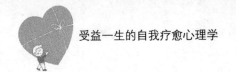

知道。

这则案例中，林先生为什么做出辞职这个重大决定？因为他静下心来发现，自己的职业理想并不是现在的工作，这就是独处的力量！

生活中的我们，也应该安静下来问自己，我们到底是在不断提升自己，还是只顾面子，不肯跟自己"摊牌"呢？或许有正直不阿的指导者，曾经指出你身上存在的问题或闪光点，但可能你根本不愿意承认这点，因为你不愿意让他人看透自己。

所以，一切注重灵魂生活的人对于卢梭的这句话都会有同感："我独处时从来不感到厌烦，闲聊才是我一辈子忍受不了的事情。"这种对于独处的爱好与一个人的性格完全无关，爱好独处的人同样可能是一个性格活泼、喜欢朋友的人，只是无论他怎么乐于与别人交往，独处始终是他生活中的必需。

任何一个人，只有学会倾听自己内心真正的声音，才可能不断挖掘出自身发展过程中不足的部分。面对激烈的竞争，面对瞬息万变的环境，那些不愿意反省自己或者不愿意及时改正错误的人，必将面临衰败的结局。同时，在快节奏的信息社会中，一个人如果不能及时察觉自身的缺点，不能用最快的速度修正自己的发展方向，也必然会在学业和事业中落伍，被无情的竞争所淘汰。

在独处时，我们能从人群和繁琐的事务中抽身出来，这时候，我们独自面对自己和上帝，开始了理智与心灵的最本真的对话。诚然，与别人谈古论今、闲话家常能帮我们排遣内心的寂寞，但唯有与自己的心灵对话、感受自己的人生时，才会有真正的心灵感悟。和别人一起游山玩

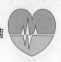

水，那只是旅游，惟有自己独自面对苍茫的群山和大海之时，才会真正感受到与大自然的沟通。

放空，让自己专注于身心

你是否很容易忧虑？你是否像林黛玉一样多愁善感？你是否因为天气不好而心情烦躁？你是否会莫名奇妙地悲观沮丧？每当周围有人在吵架的时候，即使与你无关，你是否也会变得烦躁、紧张？你是否经常感到惶恐不安？面对众多的选择，你是否总是无所适从，很难下定决心？在回答这些问题的时候，如果你有三个以上的答案都是肯定的，那么，显而易见，你是一个对外部环境非常敏感的人，你很容易受到外物的影响。那么，接下来你要做的事情就是学会冥想，为自己建立一个强大的心灵屏障，学会从淡定的生活态度中获取能量。这样一来，外界的消极情绪、负面能量就不能轻而易举地影响到你，从而，你可以更加平静地生活、工作，变得更加从容淡定。其实，在这个方面我们应该像新生婴儿学习，虽然他们每天都无所事事，除了吃喝拉撒睡，就是自言自语，但是他们丝毫不会觉得枯燥，更是不着急、焦虑。究其原因，是因为婴儿的心灵非常纯净，就像一张白纸，他们所有的注意力都集中在自己的身心之上，所以，他们可以兴趣盎然地盯着自己的手看半天，或者淡定地啃着自己的脚趾头。那么，怎样才能使自己更加专注、淡定呢？首先要学会放空，让自己专注于身心。

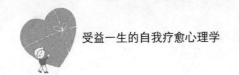

曾经有位事业有成的年轻人，他在朋友的劝谏下来看心理医生，因为他觉得自己的工作压力太大了，心灵好像已经麻木了。

诊断后，医生证明他身体毫无问题，却觉察到他内心深处有问题。

医生问年轻人："你最喜欢哪个地方？""我不清楚！""小时候你最喜欢做什么事？"医生接着问。"我最喜欢海边。"年轻人回答。医生于是说："拿这三个处方，到海边去，你必须在早上9点、中午12点和下午3点分别打开这三个处方。你必须同意遵照处方，除非时间到了，不得打开。"

于是，这位年轻人按照医生的嘱咐来到海边。

他到达海边时，正好九点，没有收音机、电话。他赶紧打开处方，上面写道："专心倾听。"他开始走出车子，用耳朵倾听，他听到了海浪声，听到了各种海鸟的叫声，听到了风吹沙子的声音，他开始陶醉了，这是另外一个安静的世界。快到中午的时候，他很不情愿地打开第二个处方，上面写道："回想。"于是他开始回忆，他想起小时候在海边嬉戏的情景，与家人一起拾贝壳的情景……怀旧之情汩汩而来。近3点时，他正沉醉在尘封的往事中，温暖与喜悦的感受，使他不愿去打开最后一张处方，但他还是拆开了。

"回顾你的动机。"这是最困难的部分，亦是整个"治疗"的重心。他开始反省，浏览生活工作中的每件事、每一状况、每一个人。他很痛苦地发现他很自私，他从未超越自我，从未认同更高尚的目标、更纯正的动机。他发现了造成疲倦、无聊、空虚、压力的原因。

这个故事中，这位年轻人通过医生的建议来到海边，通过倾听、回想、回顾这三个过程，最终认识到了自己的缺点——自私、从未超越自我、从未认同他人，这就是他感到空虚、压力大的原因。

可见，让自己安静下来，是放松自我、提升自己的最好方法，它还能让我们看清自己，看清自己把经历花在了什么上面？是钱？是权？还是情？到底什么让你痛苦？让你不能放下？问清楚这些问题，也许你就能找到自己想要的答案。

的确，身处紧张、忙碌的现实世界中，我们的思想却渴望得到放松，放空自己就是看到实情并超越它，当头脑、身体和心灵真正安静和谐时，也就是当头脑、身体和心灵完全合而为一时，我们便得到释放了。

要做到这点，我们就需要养成在寂寞中思考、在独处中倾听内心声音的良好习惯。一个人待着时，你是感到百无聊赖、难以忍受呢，还是感到一种宁静、充实和满足？对于有"自我"的人来说，独处是让内心清静下来的绝好的方法，是一种美好的体验，固然寂寞，但却有利于我们灵魂的生长。

充足睡眠的重要性你知多少

我们都知道，在人的一生中，大概有三分之一的时间都是在睡眠过程中度过的，我们成年人每天大概睡六七个小时，新生儿每天要睡二十几个小时，年迈者睡眠时间相对少点，由此可见睡眠对每一个人是多么重要。从某种意义上说，睡眠的质量决定着生活的质量。可是一个人为什么要睡眠？这个问题一直是科学家想要彻底解决的问题。

对此，在英国皇家学会会报上，公布了一则历史记录，记叙了17世纪末叶一个特别会睡觉的人，名叫塞谬尔·希尔顿。希尔顿身体结实健壮，并不肥胖，1694年5月13日希尔顿一觉睡了1个星期，他周围的人，用了各种方法都叫不醒他。1695年4月9日，希尔顿开始睡觉，无论人们是给他放水还是用火熏烫，施以各种刺激，依然起不到任何作用。这次，希尔顿睡了17个星期，到8月7日才醒来。

与此相反的是，也有一些人，他们的睡眠时间很少，在美国《科学文摘》杂志上，介绍了一个每天只需要睡两小时的人。他名叫列奥波德·波林，虽然波林每天只睡两小时，但这两小时他却能睡得十分安稳踏实。令人惊奇的是，虽然睡的时间少，但波林精力充沛，每天可以连续工作十小时，从来都不觉得头晕眼花。据波林自己回忆，在他还是五六岁的时候，他就不需要太多睡眠，别的小朋友还在每天睡十个小时，而他只需要五六个小时的睡眠时间就够了。

我们每个人需要的睡眠时间有长有短，但无论多久，睡觉看来是人必不可少的行为。这一点似乎已为众多的研究人员所接受。但是，从科学的角度来看，似乎"人们为什么一定要睡觉"这一问题，科学界还没有给出明确的定论。睡觉的功能成了脑科学中一个引人入胜的谜，许多研究人员从不同的角度提出了自己的见解。

睡眠有两种完全不同的状态：快波睡眠和慢波睡眠，它们的作用到底是什么呢？

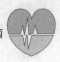

　　科学家们发现，人们在睡眠状态下有两种完全不同的状态：一种叫做快波睡眠，也有另外一种名称——快速眼动睡眠。顾名思义，就是人在睡着的情况下，眼球转动的速度很快，而其大脑也非常活跃，而人在做梦时就会出现这样的情况。

　　另一种状态叫做慢波睡眠，它是第一种状态的深化，睡眠人进入了更深的无意识状态。科学家发现，快波睡眠和慢波睡眠的作用是不一样的，两种状态也在睡眠过程中交替出现。

　　科学家比较一致的看法是，睡眠是让大脑和小脑休息的。动物需要睡觉，而没有大脑的植物不睡觉，人体的有些器官，比如肝脏，是不休息的。这表明睡眠是整个脑部特有的现象，至少慢波睡眠可以使脑部修补自由基所造成的损害。自由基是新陈代谢的副产物，可损伤人体细胞，其他器官可以通过放弃和替换受损细胞来修补这种损害，但大脑无法这样做，只能让人进入睡眠状态，尤其是慢波睡眠状态，人体组织才能利用这段难得的"闲暇时间"进行"抢修"作业。那么快波睡眠又有什么作用呢？有些研究者提出，这是脑部在进入慢波睡眠之前所做的"准备动作"和"整理动作"，是对慢波睡眠的补充。可是也有研究者不同意这种看法，认为快波睡眠可能与早期脑部发育有关，但持这种观点的科学家还没有找到令人信服的证据。

　　睡眠的重要性早已毋庸置疑，那么，假如我们人类不睡觉呢？我们都知道这样几个事实：一个普通人的基本生存边界很早就家喻户晓了：在没有空气的情况下人仅能存活3分钟；在没有水的情况下人能活3天；在没有食物的情况下，人能存活3周。那么，人在连续多久不睡觉之后才

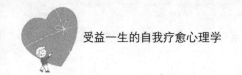

会因此毙命？

经过论证，人不睡觉大约10天就会死亡。人类最长不睡觉的记录是264个小时，这个记录由一个高中生在1965年创造，在11天之后他将要睡着时，他基本上已经进入了无意识状态。

关于睡眠对人身体的作用早已毋庸置疑，不管睡眠时间长短如何，睡觉是人必不可少的行为之一。通过睡眠休息，人体可以促进体内组织的生长和修复，从而消除体力疲劳，不仅如此，睡眠还可以消除精神疲劳、缓解压力。所以，如果人长期不睡觉，精神和身体将会受到双重严重伤害，必然影响生命。

据称，空军飞行员在被剥夺睡眠3到4天之后会进入一种精神错乱的状态，而且会因为突然进入睡眠而导致飞机坠机，即使只有一个通宵没有睡觉，也会晕晕乎乎的像喝醉了一样。

因此，生活中的我们，无论工作和生活多忙碌，也要注意休息，保持充足的睡眠，不可挑战自己的身体极限。只有休息好了，才能以更饱满的精神状态投入到工作中。

别想太多，让大脑放松下来

如果你经常睡不好的话，是否会感到忧虑呢？如果你也是如此，我想你可能愿意了解一个人伊拉·桑德勒，他就曾经因为严重的失眠症而差点自杀，接下来，是他自己曾经叙述的故事：

因失眠而造成的痛苦真的让我差点自杀了。最糟糕的是，曾经的我是一个睡眠质量很好的人，我经常睡得很熟，早上的时候，床边的闹钟响了也无法将我叫起来，就是因为这一原因，我上班经常迟到，这件事让我很烦恼。我的老板也对我提出了警告——你必须要准时上班，他还告诉我，假如我再迟到的话，就会被炒鱿鱼。

我将自己的这一苦恼告诉了我最好的朋友，他告诉我说要想早上早点起床，就要在夜里睡觉前就集中精神去注意闹钟，令我更烦躁的事出现了，我居然为此失眠了。我一听到闹钟滴滴答答的声音，就更睡不着了，一整夜，我都翻来覆去。到了早上，我感觉自己浑身无力、好像生病了一样，精神状况很糟糕。我就这样被折磨了8周的时间，我因失眠而受到的痛苦简直无法形容，我一度觉得自己会成为一个精神失常的人，我甚至想从窗台上跳下去一死了之。

最后走投无路的我去找了一位我曾经认识的医生，他告诉我："伊拉，没有谁是救世主，我无法帮助你，任何人都不能，能救你自己的也只有你自己，这完全是你自找的。从今天开始，当你躺在床上以后，如果你还是睡不着，别去管它就好了，告诉自己：我才不管什么睡得着睡不着呢，就算一直躺床上直到天亮也无所谓，这样也可以休息，反正我躺着不动，又不用去做其他事。"

他的这一方法果然对我奏效了，两个星期以后，我的失眠症就莫名其妙地好了，我又恢复了从前睡得很熟的状态。一个月以后，我能每天睡8个小时了，而我的精神也完全恢复到正常状态了。

折磨伊拉·桑德勒的并不是他的失眠症，而是因失眠症而造成的困

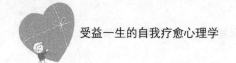
扰。的确，事实上，我们自身没有意识到这一点，对失眠的忧虑比失眠症本身的危害要大得多。

的确，当今社会，随着人们生活节奏的逐渐加快，人们白天的时间似乎总是不够用，然后人们就开始利用夜晚的时间，而此时，充足的时间就受到了威胁——你可能会牺牲睡眠时间来工作或社交，或者躺在床上想想明天要做的事，而当我们爬上床时，你的头脑依然在思考，高速的头脑运转让你的头脑根本停不下来。

因此，我们要想摆脱失眠的困扰，要想睡得踏实和安稳，首先就要放松自己。

我们要相信，始终有一个比我们大得多的力量让我们可以安稳睡到天明。托马斯·希斯洛普博士曾经在英国医药协会的一次演讲中就特别强调了这一点，他说："我从这些年行医的经验中，了解到一个人要想入睡的最好方法就是祈祷。据我所知，一个有祈祷习惯的人，祈祷一定是安心宁神最应当用的方法。"

不过。如果你没有宗教信仰的话，就另当别论了。你还可以尝试一下另外一种自我放松的方法，这一方法出自于大卫·哈罗德·芬克博士的《消除神经紧张》一书。这一方法我们可以称之为——和你自己的身体交谈，芬克博士认为，催眠法的关键就在于语言，假如你一直无法入睡的话，那是因为你总是在心里"说"，"说"得让自己真的得了失眠症。要解决这一问题，就是要你从这种失眠状态里解脱出来，很简单，你要告诉你身上的肌肉："放松、放松，放松所有的紧张。"一旦你的肌肉紧张，你的思想和神经就不可能轻松。对此，芬克博士推荐大家使

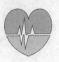

用一种自我放松的方法——你可以先把一个枕头放到我们的膝盖下面，以此来减轻两脚的紧张，然后把几个小枕头垫在手臂底下，然后让自己的眼睛、下颚、手臂和两腿都放松下来，这样，你会发现，当你自己还没明白是怎么回事以前，你就已经闭上眼睛睡着了。所以说，这绝对是一种很有效果的方法，因为我自己曾经亲身体验过。如果你也有失眠症的话，我建议你买一本芬克博士的《消除神经紧张》，这是一本可读性很强、又能帮我们治好失眠症的一本好书。

除此之外，还有一种让你不想太多和治疗失眠症的极好的方法，就是让你接受体力劳动，然后达到疲倦的程度。你可以选择的劳动方式有很多：打网球、游泳、打高尔夫球、滑雪等，或者你可以找一份体力活。著名作家西奥多·德莱赛就是用这样的方法治好了他的失眠症。当他还是一个年轻人时，他的生活极为困乏，并为此而失眠，然后，他就到中央铁路找了一份铁路工人的工作——主要是打钉和铲石子，就这样，晚上下班回家后他还没有吃晚饭就累得呼呼大睡了。

你失眠与否，明天还是会来到

如果你经常睡不好的话，是不是因为总是担忧明天的事呢？如果你确实是如此，那么，你的失眠完全是杞人忧天导致的，的确，人生在世，谁都希望自己明天走得是一条光明的康庄大道。但事实上，明天还未到来，我们过多的焦虑也毫无意义，还不如着眼当下，努力充实好现

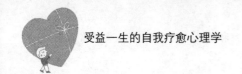

在，而夜晚，你最该做的事就是睡个安稳觉，只有这样，你才能以充沛的精力面对第二天的生活和工作。

事实上，任何一个因担忧明天而失眠的人都要记住一点，无论你失眠与否，明天都会来到，太阳也会依然升起。

生活中，可能你现在担心很多问题，比如，如何才能让领导和同事喜欢你，如何以最快的速度晋升，甚至还会担心自己的婚姻问题等，但你需要记住的一点是，应把握当下，而到了夜晚，你就要让自己的心安宁下来，只有这样，才能安然入睡。

其实，我们早已知道烦恼除了让我们的身心健康受到威胁外毫无益处，我们的生活中也从未有人因为烦恼而改善过自己的生活状况，因此，我们不妨抛却烦恼，做个快乐的人吧，做一个快乐的人其实并不难，拥有一个幸福的人生很简单，只要我们懂得珍惜今天，把握好今天，放下焦虑。

的确，我们若想获得一个成功的人生，不仅要积累基础知识，更要修炼你的心性，好心态的人总是能调节身心，所以他们很少为失眠而苦恼，他们深知高质量睡眠的重要性，他们总是能全身心投入当下的生活和工作中，未来靠的是现在，现在做什么，怎样做，要达到什么目标，才能决定未来是怎样。

那么，总是为明天担忧的伪失眠者该怎样才能做到让心安宁、不再忧虑呢？

1.尝试着让自己安静下来

如果你的心无法安静的话，你可以尝试着先换一下环境，然后闭上

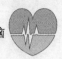

双眼，深呼吸，慢慢的放松，多尝试几次会好点。

2.尝试反省自己如果你因为想一个问题想得太过于复杂的话，可以尝试着问自己，自己想这个问题究竟是为什么，什么让自己变得这样，多问几次后，就可以了解自己的困惑，从而从心底去除这个杂念。

3.养成良好的睡眠习惯

如果你是"夜猫子"型的，奉劝你学学"百灵鸟"，按时睡觉按时起床，养足精神，提高白天的学习效率。

4.学会自我减压，别把成绩的好坏看得太重

一分耕耘，一分收获，只要我们平日努力了，付出了，必然会有好的回报，又何必让忧虑占据心头，去自寻烦恼呢?

5.学会做些放松训练

舒适地坐在椅子上或躺在床上，然后向身体的各部位传递休息的信息。先从左脚开始，使脚部肌肉绷紧，然后松弛，同时暗示它休息，随后命令脚脖子、小腿、膝盖、大腿，一直到躯干部休息，之后，再从脚到躯干，然后从左右手放松到躯干。这时，再从躯干开始到颈部、到头部、脸部全部放松。这种放松训练的技术，需要反复练习才能较好地掌握，而一旦你掌握了这种技术，会使你在短短的几分钟内，达到轻松、平静的状态。

总之，如果你心中忧虑、无法安宁下来、倍感苦恼时，相信以上几点方法能帮助到你。

当然，要放下为明天担忧的苦恼，还要树立积极乐观的人生态度，要从自身做起，培养出一种艰苦奋斗、开拓进取的精神品质。要树立

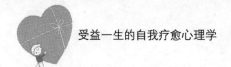

积极乐观的人生态度，就必须把个人的成长与社会的发展紧密地结合起来，从个人狭小的生活天地里走出来，从而实现崇高的人生目标。

对于不少失眠的人来说，他们总是为明天而忧虑，担心明天的生活，明天的工作，但实际上，这只不过是杞人忧天，我们谁也无法预料到明天，我们所能掌控的只有当下。

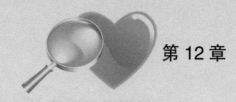

第 12 章

不断调整，在提升中寻求自己的人生价值

　　哲人曾说，每个人都想成为世间最完美的精灵，然而，我们毕竟是世俗中的凡人，不可能完美，不过即便如此，我们依然要认识自身的不足，因为只有认识自我，接纳自我，并正视不足，我们才能克服和战胜它，命运才会向我们所期望的方向转变，即使最后不能完美，也能趋于完美。

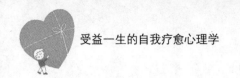

正视自己的不足，才能不断完善自己

我们每个人都知道，人无完人，每个人都有自己的缺点，即便是那些成功者也是如此，但是大部分人会将自己的缺点隐藏在暗处或者忽略它们，但成功者却能理解它们，这就是他们成功的原因。

实际上，没有人是毫无缺点的，只是在我们的内心，这个缺点的份额大小问题，如果我们将缺点无限制放大，那么，它将会腐蚀我们的心，阻碍我们成功，我们就会长久自卑；而如果我们能正视一些缺点，并将缺点限制在一定的范围内，它就会成为我们努力和奋斗的催化剂，助我们成功。

家喻户晓的史蒂芬·威廉姆·霍金1942年出生于英格兰。

在他还不到20岁的时候就患上了一种不治之症——肌肉萎缩症，而且，随着时间的推移，他的自主活动能力越来越弱，到最后，他只能借助轮椅活动，并且，医生告诉他，他的下半生都极有可能离不开轮椅了。面对这样的打击，霍金并没有自暴自弃，而是继续学习和科研，一直以乐观的精神和顽强的毅力攀登着科学的高峰。

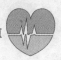

后来，霍金毕业于牛津大学，毕业以后，他长期从事宇宙基本定律的研究工作，他在所从事的研究领域中，取得了令世人瞩目与震惊的成就。

曾经，在一个学术报告上，一个女记者居然问及了一个令在场所有人都感到吃惊的问题："霍金先生，疾病已将您永远固定在轮椅上，您不认为命运对您太不公平了吗？"

这个问题，显然是最触及霍金的神经的，也是不好回答的，当时，现场鸦雀无声，没人会知道霍金会怎么回答。

霍金听完这个问题后，缓缓地将自己的头靠在椅背上，然后微笑着，用自己唯一能动的手敲打着键盘，这时，屏幕上显示出这样一段话："我的手指还能活动，我的大脑还能思考，我有我终生追求的理想，我有我爱和爱我的亲人和朋友。"

顿时，报告厅里响起了长时间热烈的掌声，那是从人们心底迸发出的敬意和钦佩。

科学巨人霍金再次向每个自卑的男孩证明：即使你满身缺点，你还有可以引以为豪的优点，这些优点一样可以让你自信。那些外在的缺陷不能改变的时候，不要悲伤，也不要失望，而应该庆幸，那些成功的人并非是完人，只是因为他们依然能微笑地面对。

那么，生活中，我们怎样做才能发现、理解自己的缺点并努力变得自信呢？

1.正确认识自己，接纳自己

一个人要对自己的品质、性格、才智等各方面有一个明确的了解，

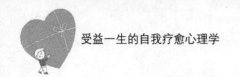

方可在生活中获得较为满意的结果。除此之外，不要讨厌自己，不要因为羞怯就容忍自己的短处。一个人不要看不到自己的价值，只看到自己的不足，自认为什么都不如别人，处处低人一等。

2.学会正确与人比较

拿自己的短处跟别人的长处比，只能越比越泄气，越比越自卑，有的男孩因为学习不好而产生"无用心理"就是这个原因。

3.不要强迫自己

我们首先不要压迫自己的感觉，试着在生活中找一些自己做起来感觉舒服的事，比如放纵，偶尔的放纵，然后再为自己制订一些小计划，难度不要太高，但一定要完成，完成不了，再找找原因，找一本心理历程的笔记本记起来，在迷茫的时候看看是否会帮助你改善自己的自控能力。

4.失败的时候，请原谅自己

你会跟朋友说什么？想一想，如果你的好朋友经历了同样的挫折，你会怎样安慰他？你会说哪些鼓励的话？你会如何鼓励他继续追求自己的目标？这个视角会为你指明重归正途之路。

5.不断学习，让自己具有硬实力

在今天，素质决定着命运。当然，在具备这点后，你就要实事求是地宣传自己的长处、才干，并适当表达自己的愿望，这样才能让别人更加了解你，也能给予你更多机会。

6.不断挑战自己

任何一个人，在这个快节奏、高效率的时代，要想脱颖而出，要想进步，就必须要不断挑战自己，要知道，一个人的能力是需要不断挖掘的，只要我们能相信自己，欣赏自己，摒弃自卑，我们就能在职场、事业上不断彰显自己的能力和价值。

总之，人无完人，但这并不代表我们一无是处，因此，我们大可不必因为别人比自己优秀而妄自菲薄，做自己，才能获得成功。

批评是进步的阶梯，改进中越发自信

一代明君唐太宗李世民说过："以铜为镜，可以正衣冠；以古为镜，可以知兴替；以人为镜，可以明得失。"贞观之治乃至大唐盛世的出现，可以说是因为太宗听得进去宰相为证的逆耳忠言。但同时，中国历史上，能虚心接受批评的帝王将相并不多，正因为如此，他们常亲小人远贤臣，最终被小人推进火坑，落得凄惨悲凉的下场。可见，"批评是一门艺术，然而接受批评更是一种气魄。"这句话的正确性，人无完人，任何人能力、品质都需要不断的完善，而通常情况下，人们对自己的缺点和不足都没有清醒、正确的认识，而如果我们能虚心接纳别人的批评，我们便能不断地完善自己。

欣欣是一名工程估价员，五年来，她出色的表现很快让她成为了这家公司的工程估价部主任，专门估算各项工程所需的价款。但当了小领导后的欣欣似乎没有了当年在基层工作时的热情。

有一次，一个核算员发现她的结算出了问题，算错了好几万的账，

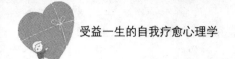
老板便找她过去，指出问题，并提出了一些批评，让她以后注意，但谁知道，欣欣不但不愿接受批评，反而大发雷霆，甚至责怪那个核算员没有权力复核她的估算，没有权力越级报告。

老板看到她的这种态度，本想发作一番，但因念她平时工作成绩不错，便和蔼地对她说："这次就算了，以后要注意了。"老板说这句话的时候，脸色已经变得阴沉了。

过了一段时间以后，欣欣又有一个估算项目被那名核算员查出错误，这次她又像前次那样态度恶劣得很，并且还说是那名核算员有意跟她过不去，故意找她的岔子，等她请别的专家重新核算了一下，才发现自己确实错了。

这时老板已经忍无可忍了："你现在就另谋高就吧，我不能让一个永远都不知承认自己错误的人来损害公司的利益。"

这则职场故事中，欣欣为什么会被老板炒鱿鱼？原因很简单，正如这位老板所说"我不能让一个永远都不知承认自己错误的人来损害公司的利益。"任何一个领导，都希望自己的下属能把公司利益放在第一位，当工作中出现失误的时候，能主动承认，并为自己的失职负责。而实际上，即使我们真的为公司带来了某些利益的损失，只要我们认错态度良好，一般情况下，领导是不会为难我们的，相反，他们会主动协助我们尽量将失误带来的负面影响降到最低程度。

生活中，那些听不进去他人意见的人，他们的弱点就在于，他们认为一旦接受了别人的批评就等于服从他人，就没了面子，而实际上，这不仅能帮助我们成长、弥补自身不足，更能树立我们在他人心中谦逊的

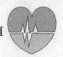

形象，从而拉近人际间的关系。

我们每个人，都会在生活、工作、学习中，遇到挫折、失败乃至磨难。有些人会怨天哀地，牢骚满腹，但很少有人能找到自己的主观原因，因为人们通常会被自己的双眼蒙蔽。而当有人对我们指出错误，提出批评的时候，我们会有这样的想法：他怎么老是看我不顺眼？这个人真是讨厌，处处跟我作对；更有甚者，会对其进行攻击甚至报复。如此，我们自身的缺点不仅得不到完善，错误得不到改正，还会理所当然地被肯定，在身上肆无忌惮地发酵，最后一发不可收拾，后悔莫及。

其实，不妨反过来想想，此人对你有意见，毫不留情地指出你的失误和不足的地方，那说明什么问题呢？可能是你真的存在需要改进和完善的地方，你还做得不够好以至于得不到别人的认可和赞赏，你还需要自我检讨和反省。而这些东西不是我们随随便便就能意识到的，因此也就不会随随便便地成功。比如，如果你的领导对你的工作问题提出了批评，那么，你首先要有一个良好的认错态度，并能认识到自己的过错，并在此基础上，虚心接受他们的"调教"。因为我们的工作中出现了失误，证明我们在处理问题上确实存在某些问题，而领导毕竟是过来人，有着我们所缺乏的很多工作上的经验教训。欣然接受领导的调教，不仅能提高我们的工作能力，还能获得领导的好感。

如果你能听进去别人的批评，然后从自身找问题，发现自己的不足之处，积极地虚心接受和改正，并不断地完善自己，这将会是你一生中宝贵的财富，其价值远远超过了对方批评你时直接的说话方式，或者说伤害到你的感受或自尊的程度。

　　总之，我们需要认识到的是，在我们的成长过程中，有人批评甚至咒骂并非坏事，有人这样对你，至少说明你是个有价值的人。所以，当别人批评你时，你千万不要为此不悦，相反你应该欣然接受，他无偿地告诉了你现在正处于什么样的位置，你应该怎么做才能更好。很多人都不愿意接受别人的批评，或者不敢面对别人的批评，其实，有了这些批评，你的进步会更快，你更能认识了解自己，对于这样的一个收获，我们应该向批评我们的人表示感谢！从这个角度想，你会意识到是他让你从迷离中醒悟，然后你便可以重新认识自我、审视自我。那么对方也会对你刮目相看，你的人际关系也会更加融洽！

经常检查，及时调整你的目标与计划

　　计划与目标对于一个人工作的重要性已经毋庸置疑，一个人，只有树立明确的目标，并制定出周详的计划，我们的行动才有指引作用。就连那些指挥作战的军事家，他们在战斗打响前，也都会制定几套作战方案；企业家在产品投放市场前，也会提前做好一系列的市场营销计划。而在我们做的工作中，学会制定计划，其意义是很大的，它是实现目标的必由之路。然而，计划是否完备、是否万无一失，是否在执行的过程中与原定目标逐渐偏离，还需要我们在做事的过程中经常检查。

　　可能你曾有这样的经历：当上级领导交代给你一件任务，你也为此做了精心的准备，制定好了实施方案，在整个执行的过程中，你一鼓作

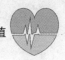

气，自认为完美无瑕，而当你把工作成果交给领导时，却被领导指出这份成果已与原本的任务目标背道而驰。这就是为什么我们常常被上司、领导以及长辈们教导做事一定要带着脑子，一定要多思考，以防偏差。我们先来看下面一个故事：

甜甜是一名高三的学生，还有3个月，她就要上"战场"了。这天周末，姨妈来她家作客，甜甜陪姨妈聊天，话题很容易便转到甜甜高考这件事上了。

姨妈问甜甜："你想上什么大学啊？"

"浙大。"甜甜脱口而出。

"我记得你上高一的时候跟我说的是清华，那时候你信誓旦旦说自己一定要考上，现在怎么降低标准了？甜甜，你这样可不行。"

"哎呀，姨妈，咱得实际点不是，高一的时候，树立一个远大的目标是为了激励自己不断努力，但到了高三了，我自己的实力如何我很清楚，我发现，考清华已经不现实了，如果还是抱着当初的目标，那么，我的自信心只会不断递减，哪里来的动力学习呢？您说是不是？"

"你说得倒也对，制定任何目标都应该实事求是，而不应该好高骛远啊，看来，我也不能给我们家情情太大压力，让她自己决定上哪个学校吧。"

这则案例中，甜甜的话很有道理，的确，任何计划和目标的制定，都应该根据自身的情况和时间段制定，不切实际的目标只会打击我们学习的自信心。诚然，我们肯定目标的重要意义，但这并不代表我们应该固守目标、一成不变，很多专家为那些求学的人提出建议，要不断调整

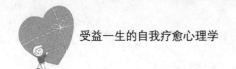

自己的目标。也许你一直向往清华北大、一直想能排名第一，但是根据第二步的分析，如果这些科目经过努力仍无法提高的话，就应该调整自己的目标，否则不能实现的目标会使你失去信心，影响学习的效率，因此有一个不切实际的目标就等于没有目标。

其实，不仅是学习，工作中，我们也要及时调整自己的计划，我们做事不能盲目，策略的第一步应该是明确自己的目标，有目标才会有动力，有了动力才能够前进。但在总体目标下，我们可以适当调整自己的计划，这正如石油大王洛克菲勒所说的："全面检查一次，再决定哪一项计划最好。"任何一个初入职场的年轻人都应该记住洛克菲勒的话，平时多做一手准备，多检查计划是否合理，就能减少一点失误，就会多一份把握。

在做事的过程中，当我们有了目标，并把自己的工作与目标不断地加以对照，进而清楚地知道自己的行进速度与目标之间的距离，我们的做事成果就会得到维持和提高，就会自觉地克服一切困难，努力达到目标。

的确，思维指导行动，如果计划不周全，那么，就好比一个机器上的关键零件出了问题，那就意味着全盘皆输。一位名人说得好："生命的要务不是超越他人，而是超越自己。"所以我们一定要根据自己的实际情况制定目标，跟别人比是痛苦的根源，跟自己的过去比才是动力和快乐的源泉，这一点不光可以用在工作上，在以后的生活中也都用得着，这对我们的一生将会产生积极的影响。

另外，即使我们依然在执行当初的计划，但计划里总有不适宜的

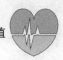

部分，对此，我们需要及时调整。也就是说，当计划执行到一个阶段以后，你需要检查一下做事的效果，并对原计划中不适宜的地方进行调整，一个新的更适合自己的计划将会使今后的备考更加有效。

因此，你可以把自己的目标细化，把大目标分成若干个小目标，把长期目标分成一个个阶段性目标，最后根据细化后的目标制定计划。另外，由于不同的工作有不同的特点，所以你还应根据手头任务制定细化的目标，细化目标也能帮助我们及时调整自己的目标。

总之，我们应该根据自己的实际情况，制定一个需要通过自己的努力能够实现的目标，并且目标的制定不是一成不变的，要根据实际情况不断进行调整。经过一段时间的实践，你一定能够确定一个给自己带来源源不断的动力的目标。

可以坚持，但不要偏执

我们都知道，执着是一种良好的品质，是认准了一个目标不再犹豫坚持去执行，无论在前进中遇到何种的障碍，都决不后退，努力再努力，直至目标实现，因此，执着被公认为是一种美德，然而，过分执着就变成了固执，这是一种弊病。固执的人之所以固执，是因为他们对于自己要做的事心存执念，他们认准了目标后便不再回头，撞了南墙也不改变初衷，直至精疲力竭。因此，有时候，要想重新审视自己的行为，你就必须先放下那些无谓的执念。

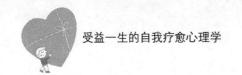

从前，有一位潜心布道的神父。

这天，他按照计划来到一个小村庄，他走进了教堂，准备为这里的人祈祷，但突然天下起了大雨。不到几个小时的功夫，洪水就淹没了整个村庄，教堂也没有幸免。

他发现，洪水已经淹没了他的膝盖。村里的警察很快赶来了，并让他赶紧离开教堂，但神父却固执地说："不，我不走！我坚信仁慈的上帝一定会来救我的，你先去救别人吧！"

过了一会儿，水越来越深了，已经淹没了神父的腰部，神父只好站在椅子上继续祈祷，这时，有几个救生员划着船在教堂外大喊"神父，赶快过来，我们救你走！"神父还是执着地说道："不，我要坚守着我的教堂，相信慈悲的上帝一定会将我从洪水之中救出去的。你赶快先去救别人吧。"

又过了半个小时，整个教堂完全被洪水淹没了，神父只好爬到十字架上，在滚滚的洪水中坚持着。这时候，一架直升飞机缓缓地飞到了教堂上方，飞行员丢下悬梯，大喊道："神父，快上来吧，这是最后的机会了，我们可不愿意看到你被洪水冲走！"神父依然意志坚定地说："不，我要守住我的教堂！上帝绝对会来救我的，你去救其他人吧，上帝会永远与我同在！"

固执的神父最终也没有逃脱被滚滚洪水冲走的命运……

死后的神父还是有幸到了天堂，他质问上帝，为什么不来救他？上帝回答道："我怎么不肯救你了？你忘记了？第一次，我派人劝你离开那危险的地方，可是你却坚决不走；第二次，我派了一只救生艇去救

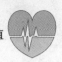

你，但你还是一意孤行不肯离开；第三次，我以对待国宾的礼仪待你，又派了一架直升飞机去救你，结果你还是不愿意接受我的救助。是你自己太固执了，总是不肯接受别人的救助，我在想，你是不是太想见到我了，那么，我就成全你吧。"神父顿时哑口无言。

这个故事告诉我们，错误的坚持是不可取的，在人生的旅途中经常会遇到许多分岔口，与其盲目地前行，不如在适当的时候停下来想一想，什么才是自己需要的，什么能使自己更快的走向成功。选择是人生成功道路上的必备路标，只有量力而行的明智选择才会拥有辉煌的成功，然而那些错误的坚持是要不得的。就像这位神父一样，本来有三次求生的机会，但是就因为他的错误坚持，最后把这些机会都放弃了。

其实，生活中的我们也应该想一想，我们是否也因心怀执念而让自己钻入了死胡同。坚持多一点就变成了执着，执着再多一点就变成了固执，人应该执着，但不应该错误地坚持一种想法，有时候，你可能没意识到的是，你坚持的想法是虚妄的。因此，我们应当学会放下，找到新的出路，重新审视自己的生活。

王杰在《英雄记钞》中曾经记载过这样一个故事：诸葛亮、徐庶、石广元、孟公威等人一道游学读书，"三人务于精熟，而亮独观其大略"。三人都想将所读之书背熟，这势必会费许多时间，而孔明是很高明的，他舍去了大部分，只观大略，于是有了天文地理无所不精的诸葛亮，可见，有时放下，可以拿起更多。

鲁迅，少年时求知欲很强，读了好多书，后又学医，但最终弃医从文。血腥的事实让他明白，学医可以救有限的人的生命，却救不了全中

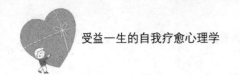
国大多数人麻木的心灵，他果断放弃医学，挥舞一只既可当匕首又可当投枪的大笔，解剖"国民性"，对着铁屋子，呐喊复呐喊，鼓舞了无数热血青年。可见，放下些次要的，可以拿起更好的。

由此可见，我们在生活中应当学会理智的放下，只有这样，我们才能在不断的放下中成长以及进步。

而那些心怀执念的人似乎总是比较爱认死理，他们非常在乎、介意自己的想法与看法，或自己的立场、态度以及身份，只要是与自己相关的一切，乃至于任何观念，他们都很在乎。古往今来，那些太过执着的人往往因为不愿放下那些所谓的执念而让自己陷入死胡同中，比如，刘备固执于为关羽报仇，不愿听众将劝告，以举国兵伐吴，大败而归，身死于白帝庙；宋江固执于接受招安，时机不对，葬送了农民起义；马谡不听王平劝谏，固执己见，痛失街亭。

可见，在我们的人生中，执着固然是可取的，但是某些执念必须放下，比如，那些已经被得知的或者被求证、已经板上钉钉的不可能成为现实的目标，你就必须果断的放弃；在现实世界中完全不能被应用的目标，你也必须理智地放弃；权衡利弊之下，得出的结论是完全没有实施的必要的目标，你也必须放下……

每天进步一点点，总会摘取成功的果实

我们都知道，任何成果的获得都不是一朝一夕的事，需要我们坚持

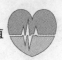

不懈地努力，每天进步一点，你就会离成功的脚步更近一点。尽管你现在认为自己离成功还遥遥无期，但通过今天的努力，便积蓄了明天勇攀高峰的力量。

每天进步一点点，看似没有冲天的气魄，没有诱人的硕果，没有轰动的声势，可事实上，却体现了学习过程中一种求真务实的态度，每天进步一点点，是实现完美人生的最佳路径。

哈佛大学的老师常在课堂上对学生说："成功不是一蹴而就的，如果我们每天都能让自己进步一点点——哪怕是1%的进步，那么还有什么能阻挡得了我们最终走向成功呢？"的确，无论是学习还是追求成功，水滴就能石穿，每天进步一点点，并不是很大的目标，也并不难实现。也许昨天，你通过努力学习获得了可喜的成绩，但今天的你必须学会超越，超越昨天的你，你才能更加进步，更加充实，人生的每一天都应该充满新鲜的东西。

现在的你可能正在从事一项简单、繁琐的工作，你感受到了前所未有的压力，感受到自己的前途渺茫，但请你记住，这才是人生的精彩之处。相反，如果一个人，他的一生太幸运了，太安逸了，就远离了压力的考验，反而变得毫无追求，人生苍白暗淡。而当你无法摆脱压力时，就应该反复对自己说："感谢生命之中的压力，这是生活对我的挑战和考验。""这是上天催促我努力学习、积极工作、奋发向上的动力。"换个角度去看问题，改变态度，困难和压力也会很快减轻。只要你能看到坚持的力量，最终就能经受住风雨的洗礼，看到雨后绚丽多彩的霓虹。

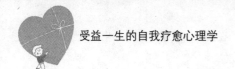

人是善于学习和思考的动物，处于变化多端的社会中，唯一不让自己落伍的方法就是学习。只有学习，才能带来创新，才能更新我们的知识储备，以此来适应更激烈的社会竞争。

因此，如果你哀叹自己没有能耐，只会认真地做事，那么，你应该为你的这种愚拙感到自豪。那些看起来平凡、不起眼的工作，却能坚韧不拔地去做，坚持不懈地去做，这种执着的力量才是事业成功的最重要的基石，才体现了人生的价值，才是真正的能力。

当然，在坚持的过程中，你可能也会遇到一些压力和困难，但我们要明白的是，任何危机下都存在着转机，只要我们抱着一颗感恩的心耐心等待，再坚持一下，也许转机就在下一秒。

参考文献

[1]库埃.心理自愈术[M].北京：中华工商联合出版社，2014.

[2]陈荣赋.受益一生的心理自愈术[M].海口：南海出版公司，2014.

[3]莱恩.自愈系心理学[M].北京：电子工业出版社，2013.

[4]钟灼辉.做自己最好的医生[M].北京：华夏出版社，2015.